十年暢銷紀念版

全身痠痛終結百科

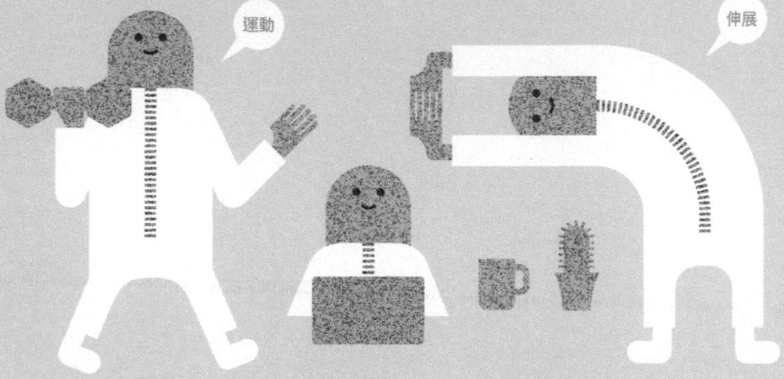

姿勢對了 90%的疼痛自然好

羅文政

臺北醫學大學附設醫院神經外科主任
神經外科專科醫師・椎間盤突出治療專家

春光出版

推薦序

「姿勢」的影響力

文／財團法人國際單親兒童文教基金會創辦人
黃越綏

每次看到電視0800有關「椎間盤突出」的廣告，都會莞爾一笑，因為事不關己，直到有一天自己脊椎痛到不能行動，全身上下不舒服到極點，不得不到醫院就診。

剛好，旅居美國數十年的好友知名醫學博士蔡芳洋兄，回母校擔任臺北醫學大學影像研究中心主任及客座教授，在他的推薦下，與羅文政醫師結上善緣，成了他的病人。他不但專業且敬業，問診的態度謙和、友善與認真。

真的就像此書的書名《姿勢對了，90%的疼痛自然好：全身痠痛終結百科》一樣，我們大多數的患者對「姿態」的影響力，幾乎跟我一樣的無知、迷惘、道聽塗說和自作聰明，幸虧有機會能在羅副院長的指點迷津後，才得以安心，並獲得保健的知識。

好的東西當然要跟好朋友分享，但好的醫生更應推薦給普羅眾生，於是我毛遂自薦敦請春光出版社為羅文政醫師出書。

新書、好書、有用的書終於出版了，希望大家手中都能有一冊，則可以終結全身痠痛，保健、保平安。

作者序

許你一個不再痠痛的未來

加入「北醫大」這個大家庭雖說是「偶然」，但也似乎是「必然」。在十八年的神經外科醫師生涯中（一九九四到二〇一二年），經手主治開刀的病歷約八千人，而其中約六千人為脊椎手術。回顧這些病患的治療結果，無論如何努力鑽研，改善治療方式，但病人滿意度約為百分之八十五（與其他國家大約一致）。因此在偶然機會與吳志雄院長討論到此點時，他建議我既然有這些問題未能突破，同時我也對基礎研究有興趣、有構想，不妨回歸基礎學術研究，以解決問題。

很幸運在基礎醫學指導教授鄧文炳所長、及臨床指導教授吳志雄院長的指導及博士班同學陳韋弘先生的一起努力下，經一連串的細胞實驗及動物試驗，成功完成「椎間盤再生」的基礎研究，且已發表論文於知名國際期刊。

更進一步通過衛生署同意目前進行人體試驗，希望在未來能提供病患與脊椎疾病產生前，就能給予反轉老化引起的疾病發生，以達到治療目的。

會出版這本保健書籍，也是偶然經黃越綏老師的鼓勵，希望將自己這些年來看病的經驗，經由簡單易懂的方式，讓民眾能了解，以達到「預防勝於治療」的目的，此依目標與上述研究過程，可說是一種思想的延伸。

我希望讀者看了本書之後，能從認識每個器官開始，了解當中運作的原理後，就能知道到底是哪裡出了問題，才不會別人說甚麼偏方有用，就趨之若鶩。再加上姿勢正確、多運動、營養均衡，相信每個人都能有硬朗的身體。

最後，藉由此機會表達對於行醫學習過程中許多指導我的老師，包括臨床老師黃金山老師，博士指導教授鄧文炳所長、吳志雄院長，致上最高的謝意，感謝他們的指導，讓我有更多的動能，不斷督促自己的研究及努力，以改善病患治療的結果。同時也感謝陳振文院長，在工作方面的指導及推薦，也感謝復健科權威陳適卿副院長及夫人陳昭蓉醫師幫忙復健及保健相關單元的指導及對本書的推薦。

目錄

目　錄

PART 3 肩頸傷害是全身痛的主因

PART 4 彎腰駝背容易引起背痛

PART 5
下半身疼痛，坐姿錯誤是禍首

PART 6
骨質顧好，減少全身痠痛

目錄

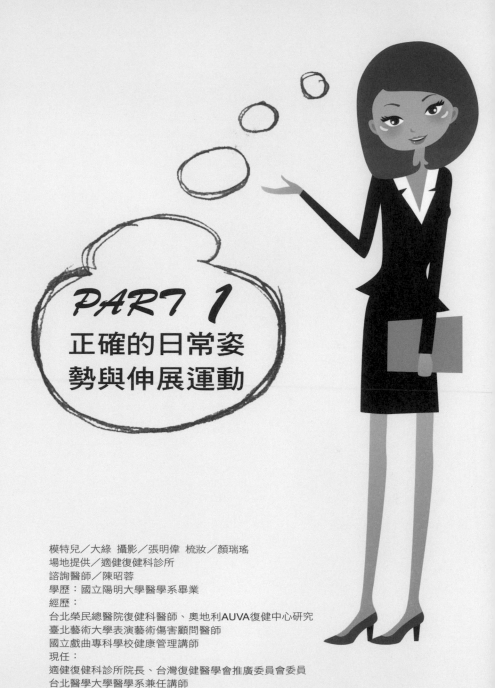

PART 1
正確的日常姿勢與伸展運動

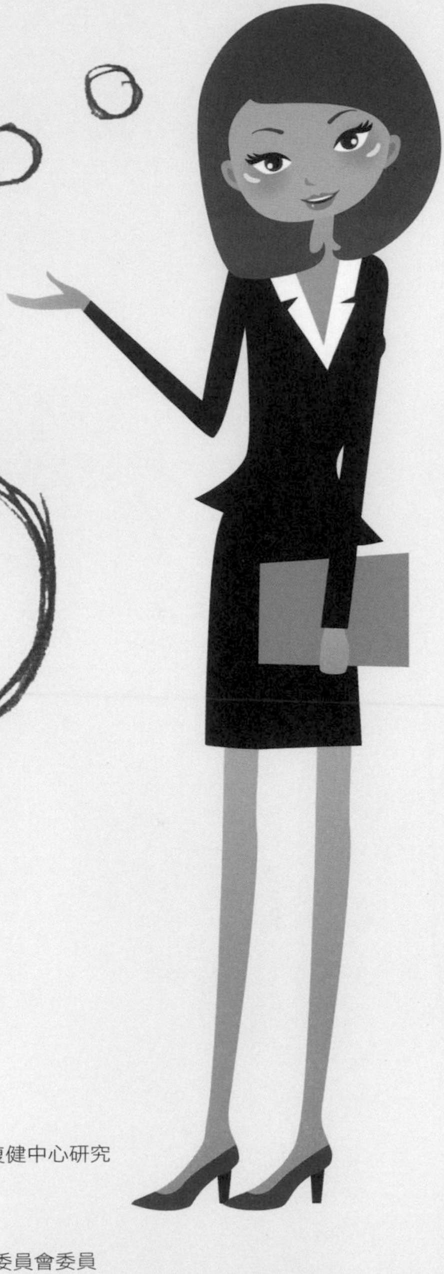

模特兒／大綠　攝影／張明偉　梳妝／顏瑞瑤
場地提供／適健復健科診所
諮詢醫師／陳昭蓉
學歷：國立陽明大學醫學系畢業
經歷：
台北榮民總醫院復健科醫師、奧地利AUVA復健中心研究
臺北藝術大學表演藝術傷害顧問醫師
國立戲曲專科學校健康管理講師
現任：
適健復健科診所院長、台灣復健醫學會推廣委員會委員
台北醫學大學醫學系兼任講師

一、NG與OK的日常姿勢

1. 打電腦

NG

許多上班族在打電腦時，或許是因為視力不良或過於專注，會習慣性前傾，將身體靠在桌子上打字。這樣不僅背部整個懸空增加脊椎的負擔，將鍵盤放在桌上也會讓手肘提高，形成聳肩的姿勢，長期肌肉緊繃的狀態下來，痠痛就會在不知不覺產生。

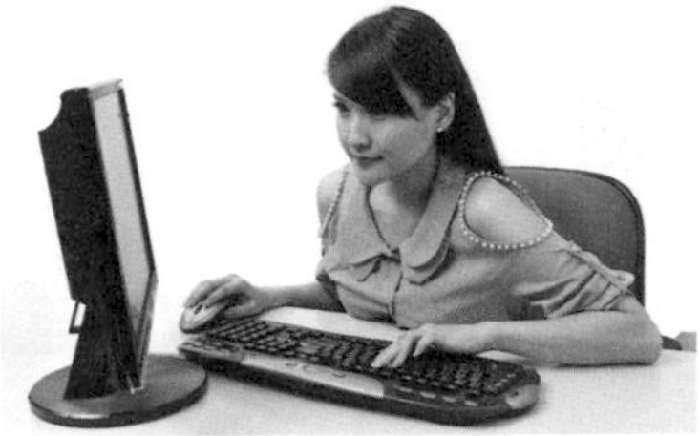

OK

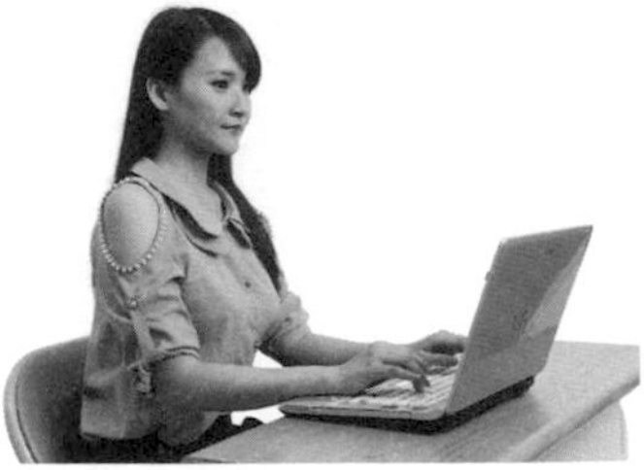

打電腦時，請選擇身體能完全挺直自然靠到背的椅子，桌子則要選擇手肘能自然垂放的高度。視線要能自然落在螢幕的中心點上，如此頭才不致過於仰角或俯角。

2.坐的姿勢

NG

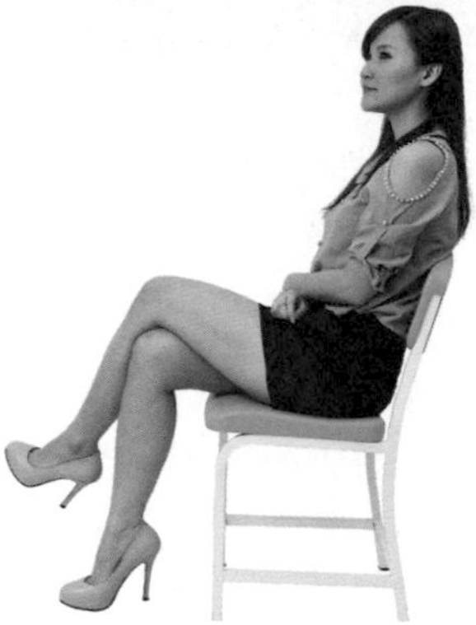

坐的時候翹腳，不但無法讓腿部休息，還會因為腳一直被壓著而血液循環不良，容易造成水腫，也容易造成骨盆及脊椎傾斜。

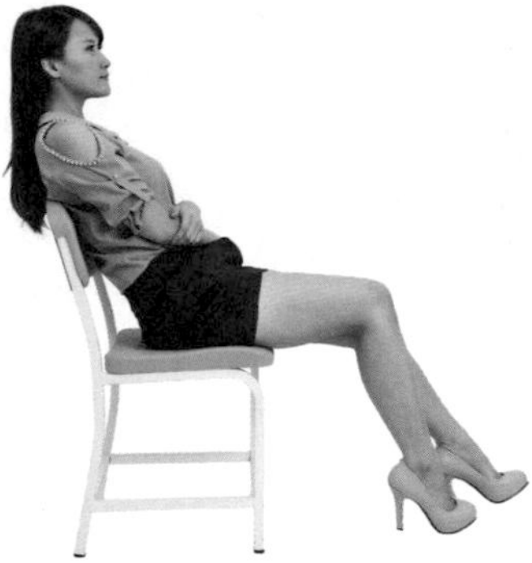

許多人為了舒適，想讓肩胛骨的地方靠到椅背，而讓臀部過於往前坐。如此腰部整個懸空，必須支撐上下的重量，反而會容易有腰痛現象。

OK

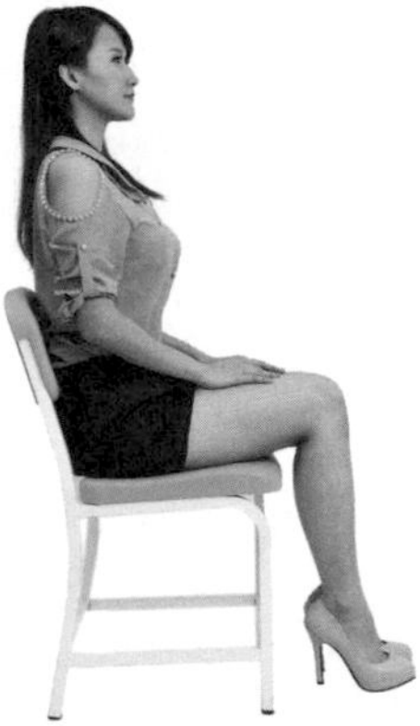

正確的坐姿應該是整個臀部坐到椅子底，讓背和腰完全有椅背支撐，雙腳自然放在地上。如果累了，可輪流讓腳離開地面，膝蓋往前伸直做10下，如此可促進血液循環，避免水腫與腿部痠痛。

3.站的姿勢

NG

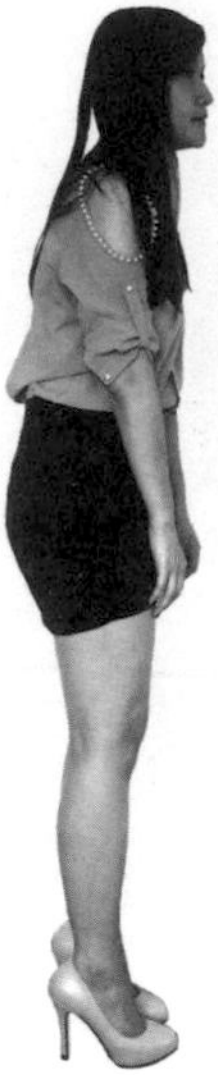

頭前傾、小腹凸出、聳肩的站立姿勢，並不會讓身體放鬆，反而讓頸椎、腰椎等地方過度拉扯，肌肉也會因為錯誤姿勢而僵硬。造成身型不美觀不說，久了會產生某些過度擠壓的椎間盤突出，壓迫神經而疼痛。

OK

站立時身體自然成一直線，許多人覺得這樣很累，站久了會痠，其實不然。身體按照脊椎原本的長成站立，腰和背部的肌肉有使用到，才不會讓其它的部位為了要支撐身體，來幫忙錯誤使力而受傷。

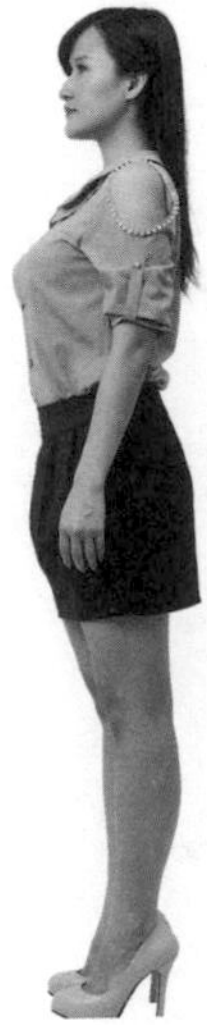

4.走路的姿勢

NG

穿著高跟鞋走路，很容易重心不穩。為了要維持平衡、避免跌倒，腰部會過度用力而疲累，腳底用力的抓地也易讓重心整個下移，膝蓋容易受傷。

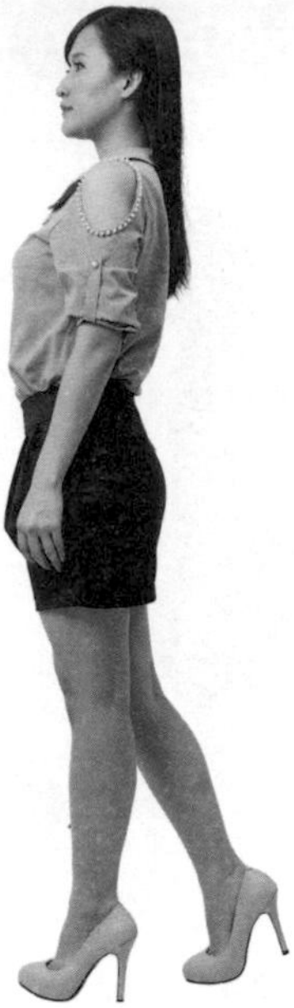

OK

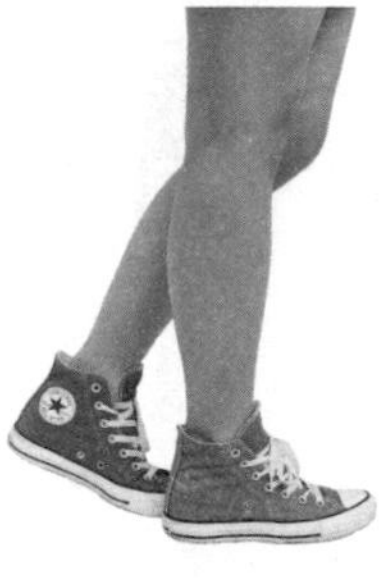

穿平底鞋走路時，身體會較自然的放鬆，但這時也要注意不要彎腰駝背。買鞋的時候不要選過於平底的，有底的鞋子較會讓走路時的反作用力消除，膝蓋受傷的機率降低。

5.穿鞋的姿勢

NG

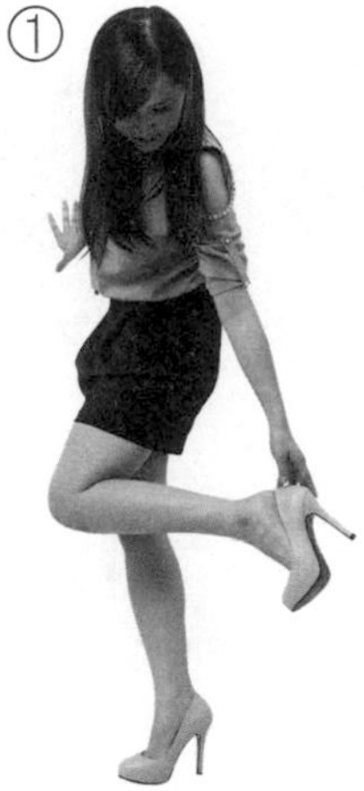

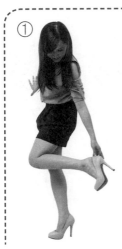

站著穿鞋如果只用單腳站立很容易跌倒，即使旁邊可扶著也易讓身體過度彎曲（如①）。如果是雙腳站立的穿鞋，腰會彎的更不舒適（如②），猛然抬起身體時的動作會讓腰和頸部更容易受損。

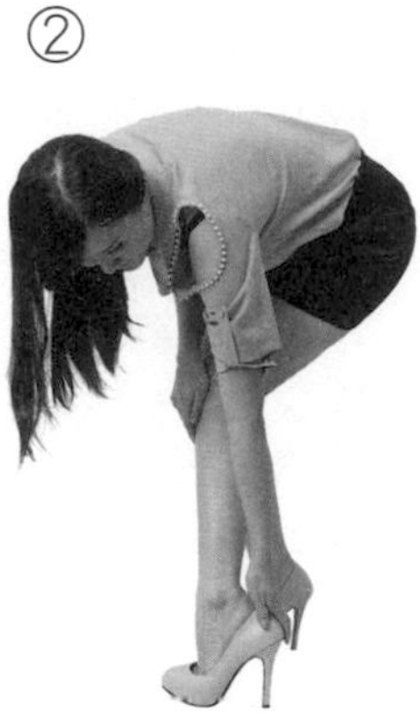

OK

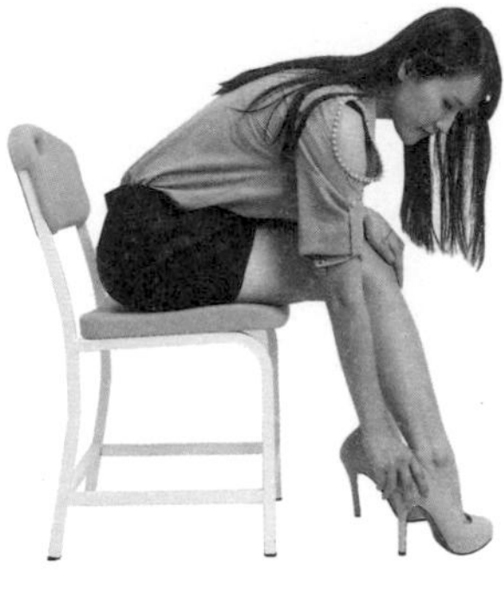

正確的穿鞋姿勢為坐著，如此臀部有支撐的地方，腰和膝蓋也不會因為過度彎曲而痠痛。所以建議家中穿鞋的地方最好要擺張椅子或有任何可坐的地方，如此才不會在匆忙中造成身體拉傷。

6.搬東西的姿勢

NG

搬重物的時候千萬不要站著彎下腰搬，不只手臂的施力點錯誤，腰和腿的用力方式也很容易受傷。如果再加上邊搬邊移動，更是讓手臂一直用不對的方式用力，腰易閃到不說，整個脊椎都很緊繃，不常運動的人可能導致拉傷，甚至更嚴重的後遺症。

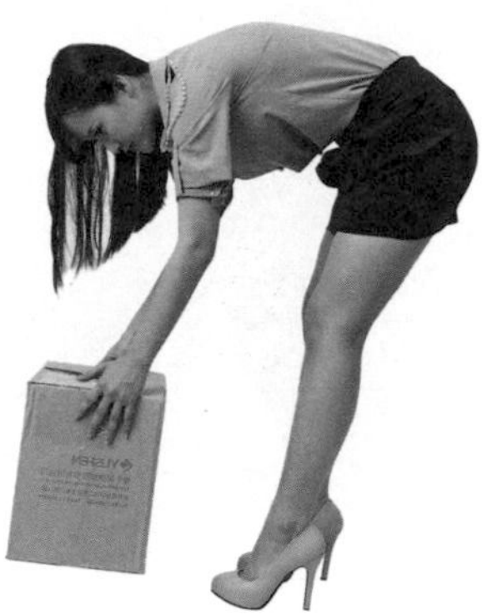

OK

①

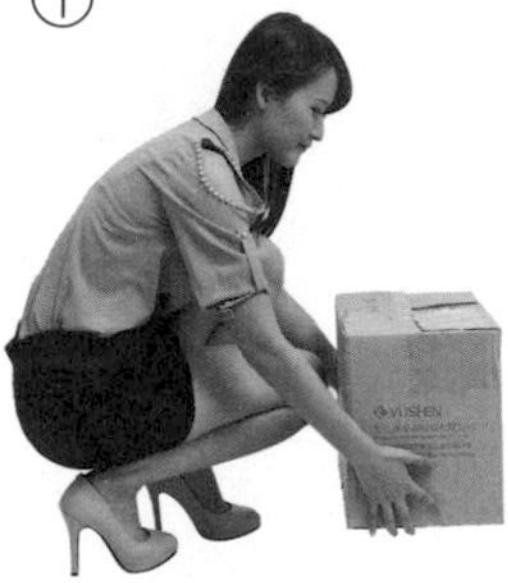

②

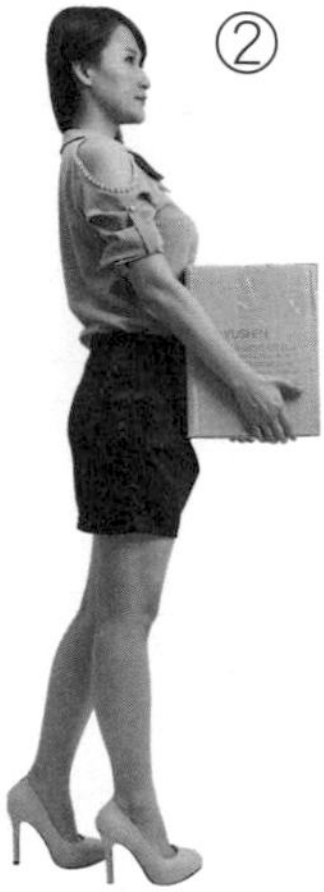

搬東西的正確姿勢是先蹲下，手從最下方抬起再慢慢的站起來（如圖①）。拿的時候物品要貼近身體再行走（如圖②），將重心用整個身體撐住，而不是只靠雙臂，如此省力又不致受傷。但要切忌「搬重物」不要時間過長，鞋子也最好選擇平底的以免跌倒。

7.拿包包的姿勢

NG

雖然女性的包包多半是設計肩背的比較多，但如果裡面裝很多東西時，為了要讓包包撐起，很容易有高低肩的習慣。另外為了怕包包一直掉下，手習慣性扶著也會讓手臂和手腕痠痛。最好是採取斜背或手提的方式較好，當然重點是東西不能過重。

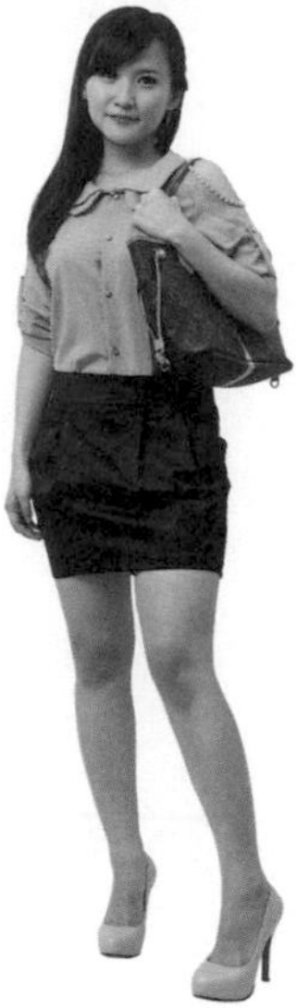

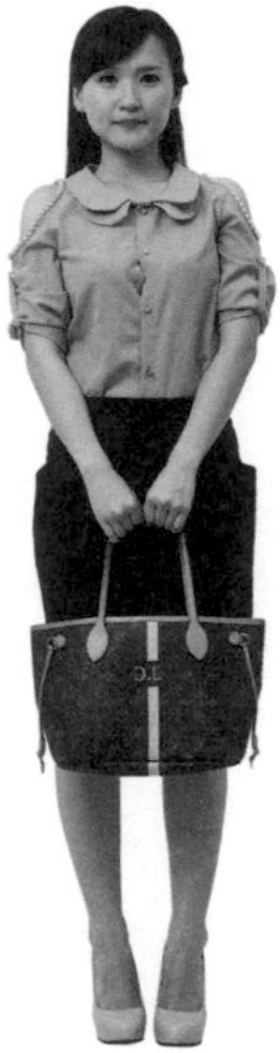

OK

站立等人時，包包可以自然下垂，這是最省力較不會受傷的方式。一般不建議將包包放在手腕上提，手彎久了，上被撐著，會整個上臂都很痠痛。

8.看書的姿勢

NG

很多人以為看書的時候用手肘撐著頭，頸椎會得到休息。其實，為了要讓頭撐著，整個身體會呈現前傾懸空的姿勢。久了頸椎、背脊和手腕、手臂都會不舒服，反而得不償失。

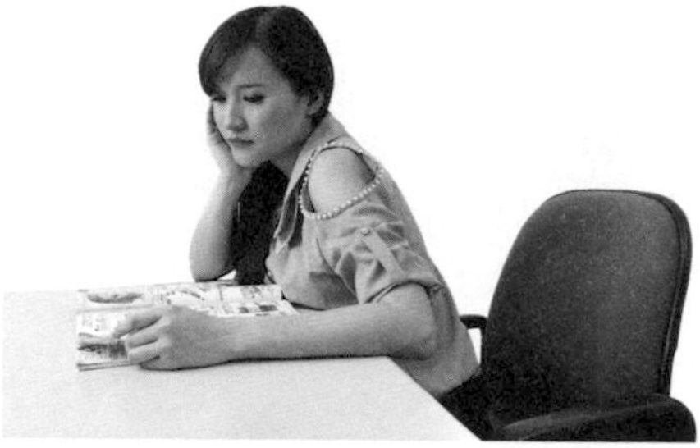

OK

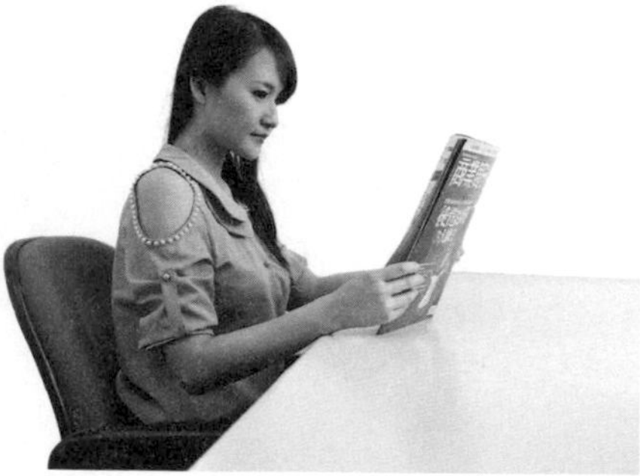

正確的看書姿勢與打電腦相似，都是整個背部越貼近椅背越好。為了不讓頭一直低著造成頸椎僵硬，建議可將書直立起閱讀，或者買個書架放置更好。配合適當高度的桌子，讓視線平視在書上，是最不易疲累的閱讀姿勢。

9.拿高處物品的姿勢

NG

當物品在高處拿不到時，千萬不要硬撐著踮腳拿。手過度伸展的結果容易造成腰部、背部或頸部、手部拉傷，尤其平時缺乏運動的上班族，更容易因為一個不常做的動作而受傷。

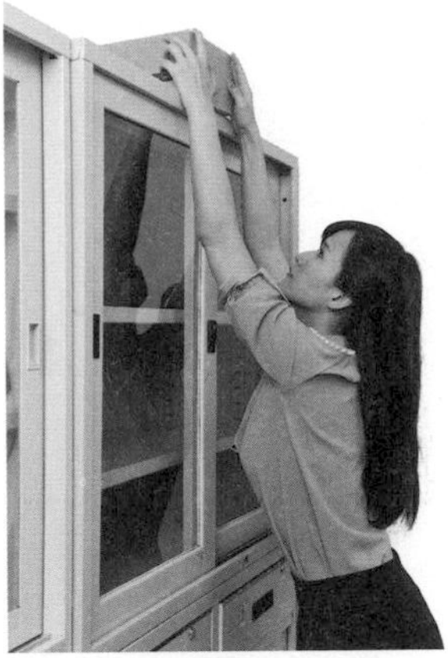

OK

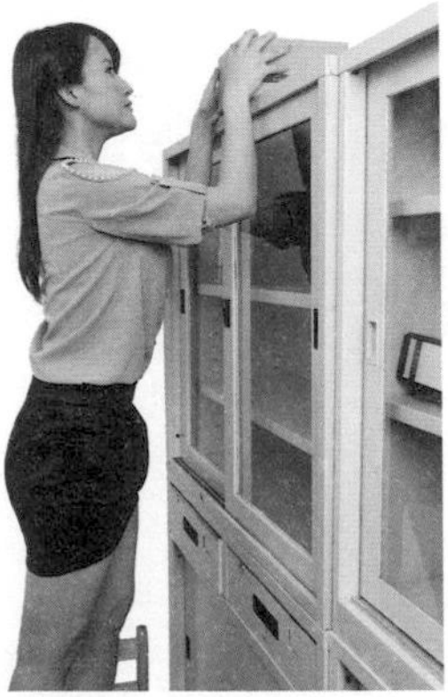

拿高處物品時，正確的方式是拿個穩固的椅子來墊，以眼睛可以看到物品的高度為佳。這時手自然的伸出拿取就萬無一失了，但拿到後下來時也千萬要小心不要踩空了，或者可以請人幫忙先拿著物品後再下來。

10.正確的講電話姿勢

NG

再忙碌也要提醒自己不要一邊夾著電話講、一邊看文件。這樣一邊的脖子用力夾緊，另一邊不正常拉扯，很容易讓頸椎受傷。

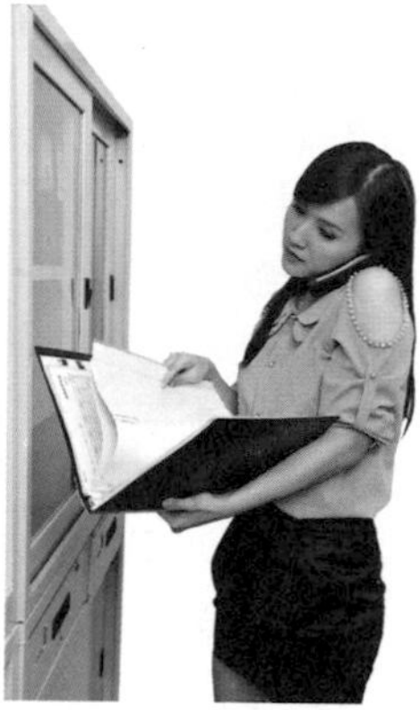

OK

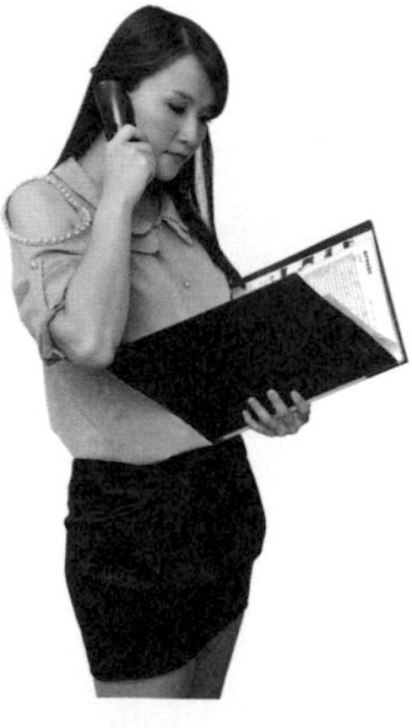

正確的講電話姿勢是手一定要拿著說，手上的文件可以放下是最好；如果一定要站著一邊說明文件內容一邊講電話時，記得時間不要太久，如此站久了姿勢一定不正確，全身容易有緊繃感。經常使用電話的上班族，建議使用耳機來減少不正確的姿勢。

二、上班族簡易伸展操

- 注意：做一個動作時停5秒鐘，一回合各約5次即可。保持自然呼吸，不要憋氣

1.頸部伸展

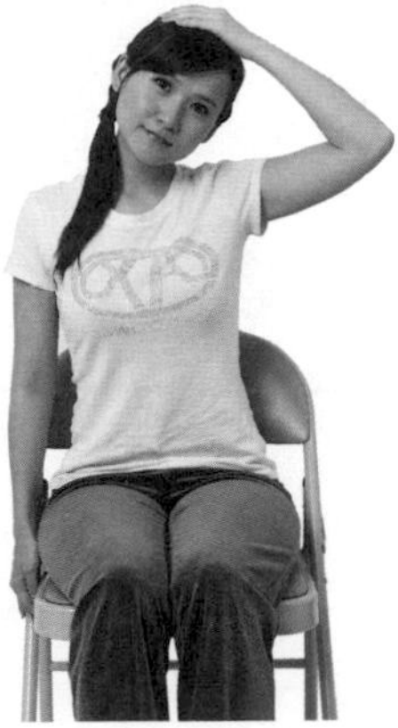

只要連續使用電腦1小時，就要做做伸展操。左手扣住椅子邊，右手放在頭上輕輕向右伸展，完成5次後，再換邊。儘量不要往後或大力將頭快速轉動，如此很容易讓頸椎受傷。

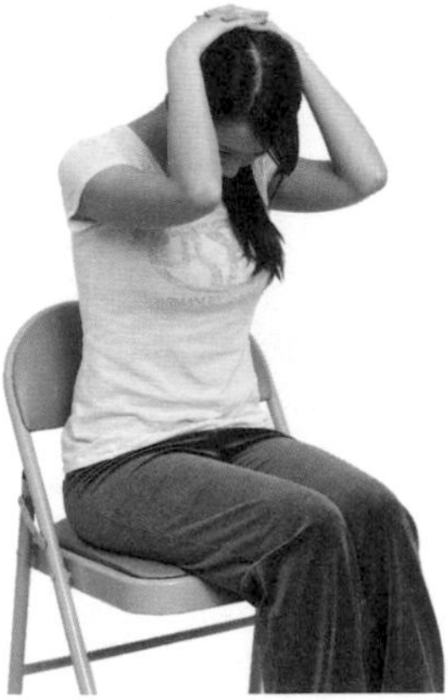

雙手抱頭輕輕往下伸展。

2.背部伸展

坐在椅子上，雙腳踩地往前伸直到極致，身體彎下，雙手伸直，儘量碰觸鞋尖。盡自己的能力伸展，依各人的柔軟度來做，不用勉強。

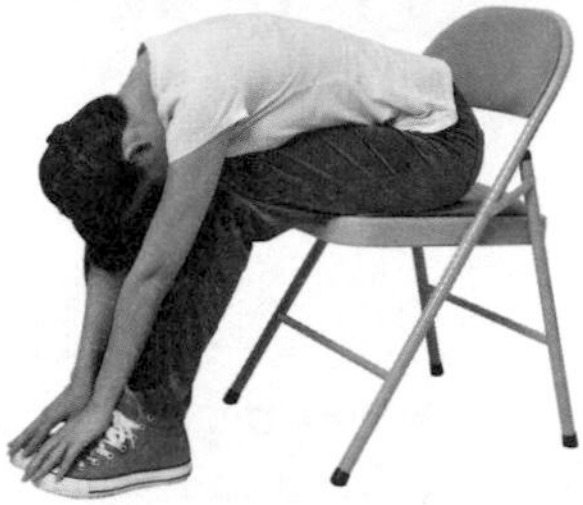

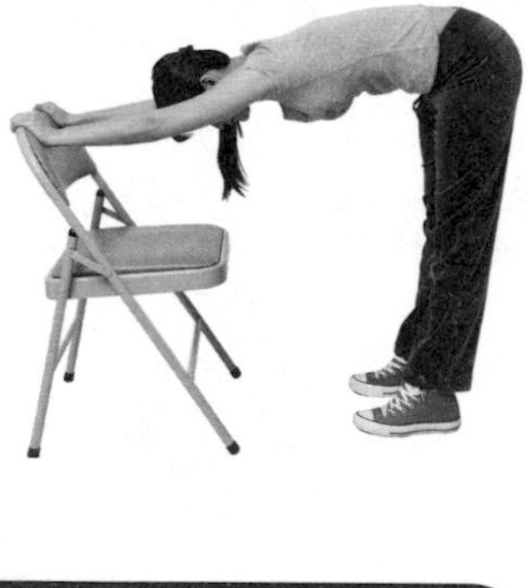

找把不會滑動的椅子，雙手抓住椅背身體往下壓，雙腳站立離椅子整個上半身寬，在伸展的同時，也可隨時做提肛的動作。這不只伸展到背部，全身都可獲得舒緩。

3.擴胸推牆運動

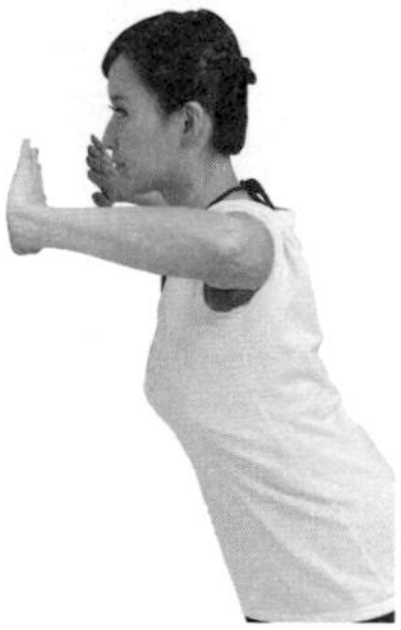

找面平坦的牆壁，將手肘打開約30公分，做推牆的動作，可以延展胸部肌肉，減少駝背及胸悶現象。記得邊做的時候要調整自己的呼吸，有些人習慣憋氣做，如此很容易缺氧，或者產生血壓升高以及頭暈現象。

4.手臂伸展

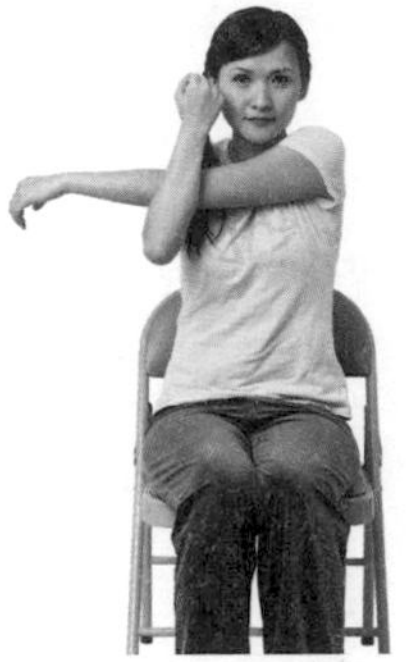

坐在椅子上，雙腳靠攏，背部貼著椅背。將右臂往左伸展，左手彎曲扣住右手手肘處，將右手臂往左側儘量伸展。換手再做一次。

①

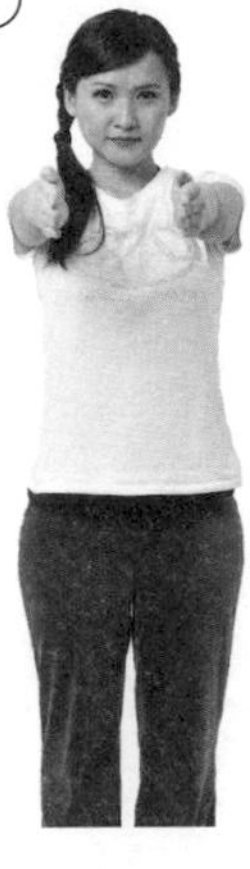

②

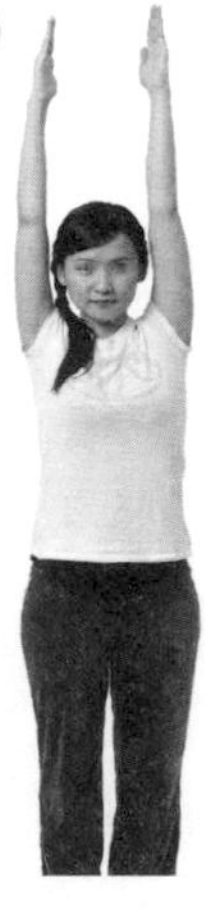

③

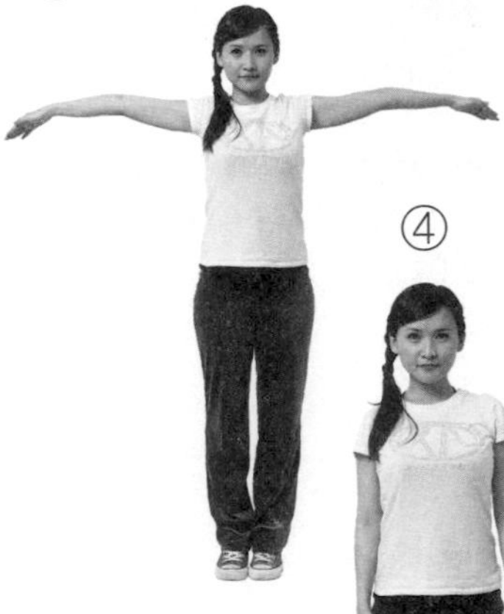

④

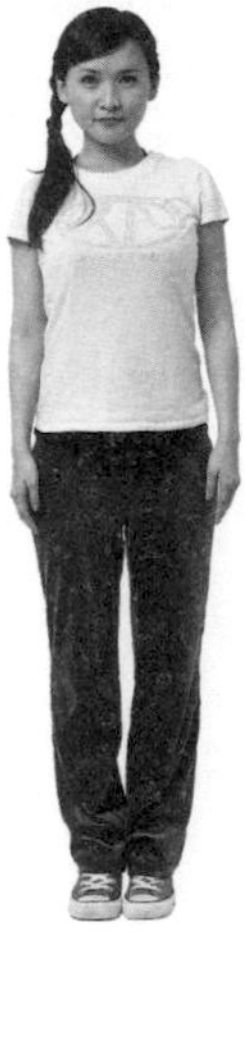

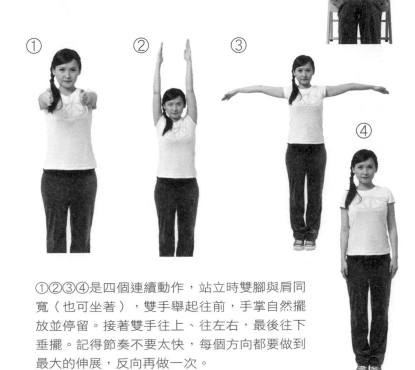

①②③④是四個連續動作，站立時雙腳與肩同寬（也可坐著），雙手舉起往前，手掌自然擺放並停留。接著雙手往上、往左右，最後往下垂擺。記得節奏不要太快，每個方向都要做到最大的伸展，反向再做一次。

5.手部伸展

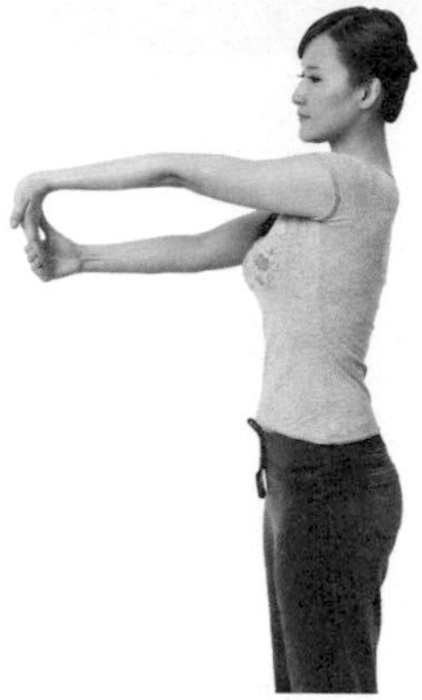

雙手伸直，左手抓住右手手指，將手指向後伸展。這不僅是手腕的運動，也會幫助整條手臂的伸展。

①

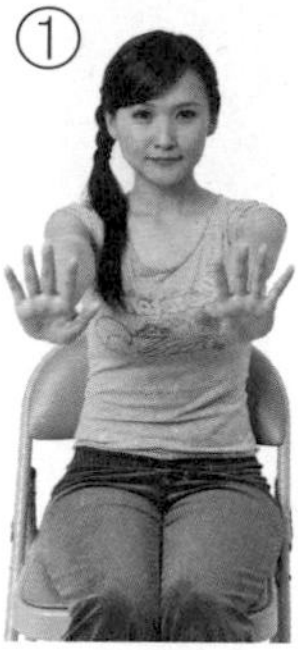

②

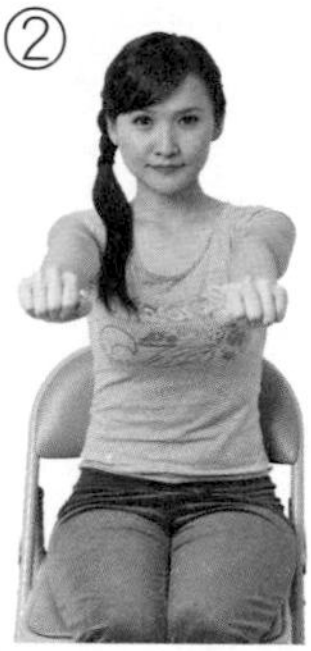

坐在椅子上，將雙手伸直，①手掌打開②握拳。打開時要讓手指頭儘量伸展，維持5秒。這動作很適合長期打字和使用滑鼠的工作者。長期用手指滑智慧型手機或平板電腦的3C族也適用。

這套動作是手腕的伸展。用一手扶著另一手握拳的手，輕輕扶著就好，不要太用力握。手腕緩慢旋轉，順時針、逆時針各轉5次，再換邊。

①

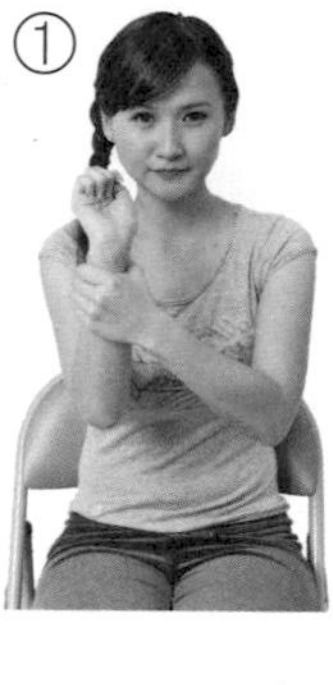

②

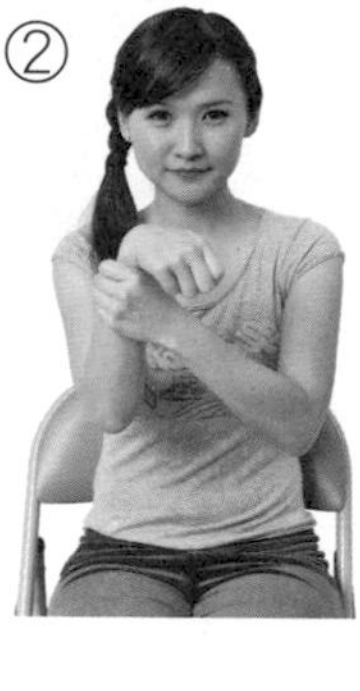

③

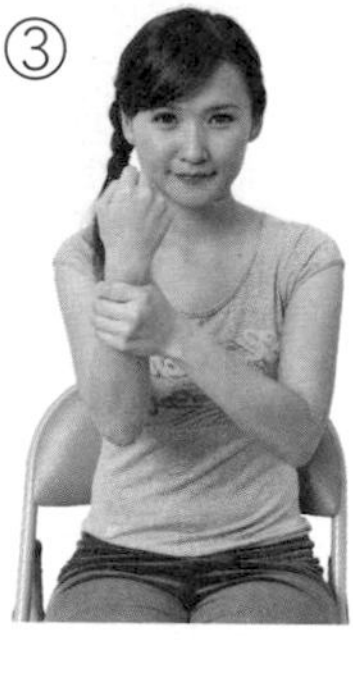

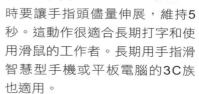

6.腰部運動

先站定，兩腳與肩同寬，雙手插腰，將臀部依次往右、後、左順時針的旋轉。儘量讓上半身不動，用腰的力量轉動下半身，先順時針再逆時針。如此可讓較少用到的腰部肌肉伸展。

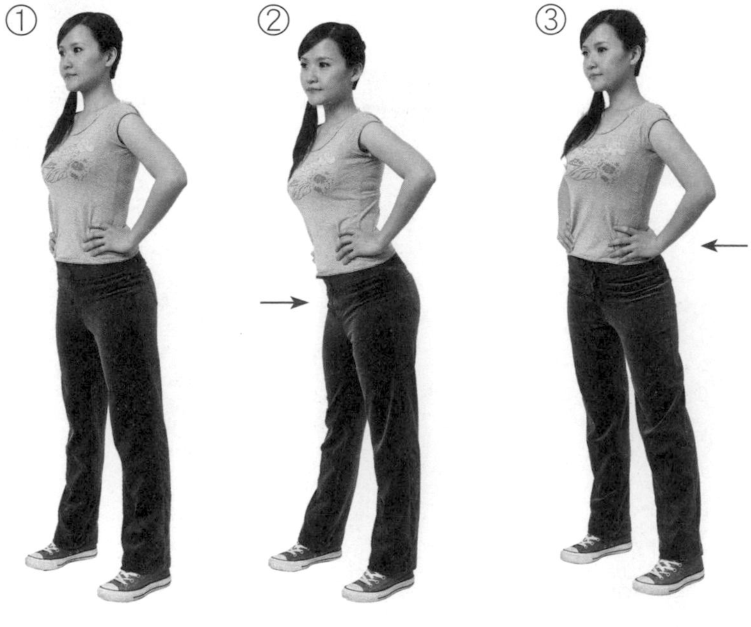

將腰部伸展運動加上手的伸展。先把雙手往上伸反手握住，儘量越往上拉越好。接著左、右、前、後的依序伸展。每做一個動作都將身體伸展到極致，停留5秒，對於全身包含腿部的痠痛都可舒緩。

①

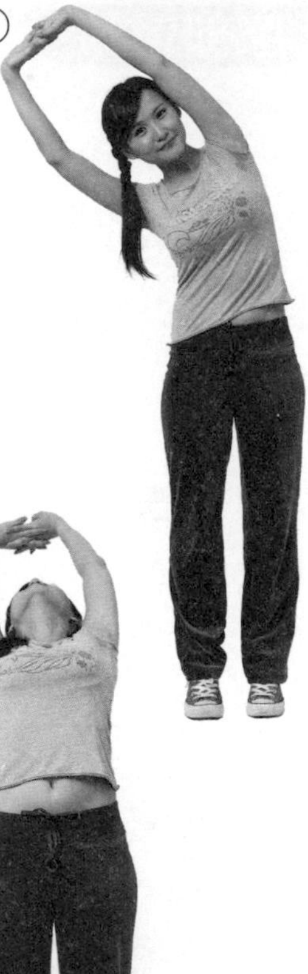

②

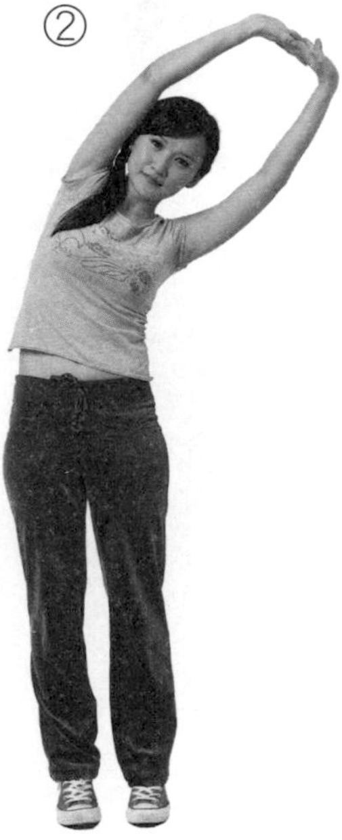

③

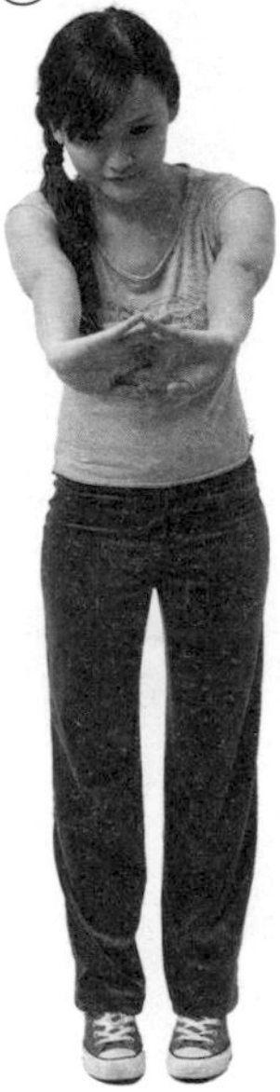

④

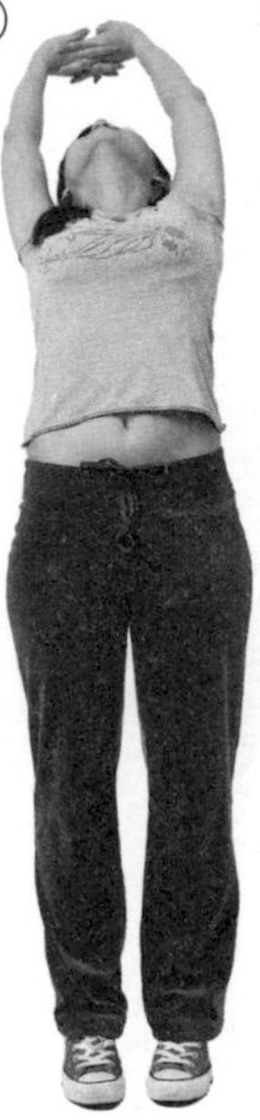

7.腿部運動

①

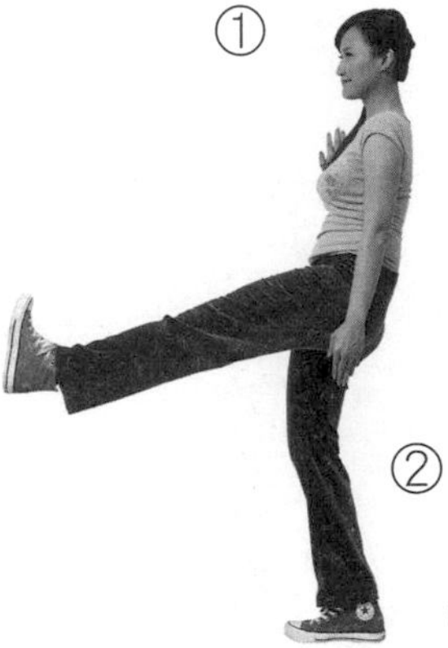

雙腳先站定，一手扶著牆壁或櫃子，將一腳緩緩往前抬起（如圖①），抬到最高處，能與身體成90度為佳（如圖②），腳尖勾起，再放下。如此可伸展到大腿和腳踝的肌肉。一開始做的時候如果無法抬太高，以自己能力所及的高度為佳但膝蓋要伸直，而且不可以駝背。

②

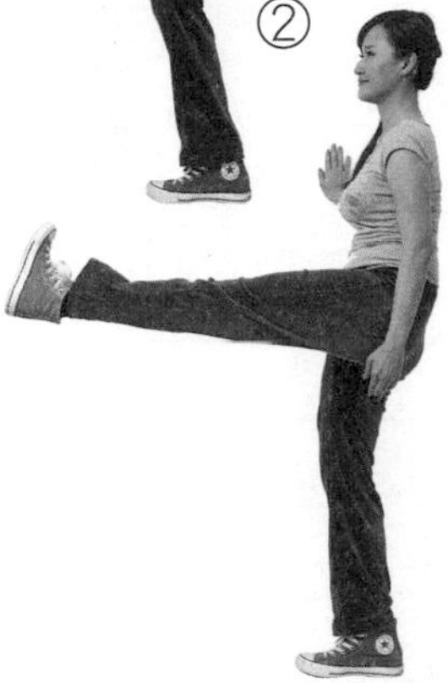

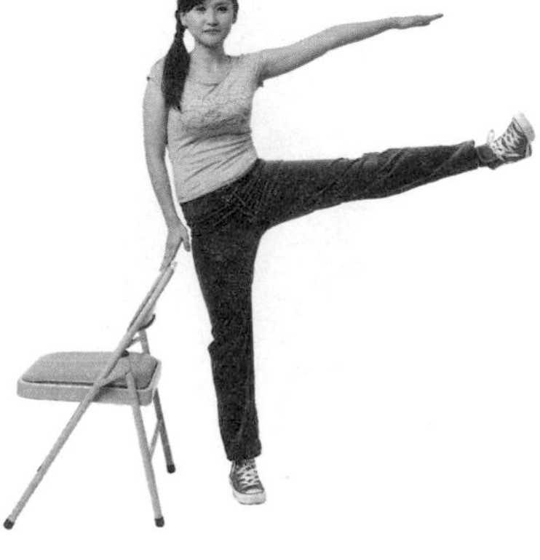

側身的伸展同樣也是要扶住桌椅或櫃子抬腿，以免重心不穩而跌倒，記住椅子要選不會滑動的。側身的伸展可以伸展到兩腿間的肌肉，可連手部一起伸展，抬起放下不要太瞬間，慢慢做就好。記得膝蓋一樣要伸直。

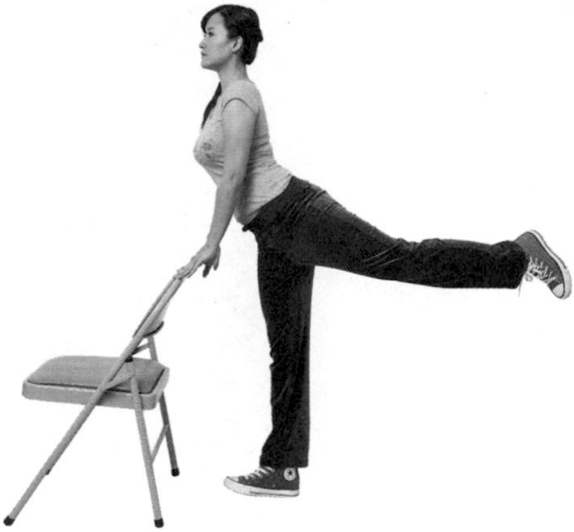

往後抬腿的時候，因為重心會讓身體往前，所以兩手都要扶住不會移動的物體。先站定在將單腿往後抬，也是儘可能的往後伸展。身體不要前傾，要保持直立。

雙手抓住固定物品，腳呈弓箭步（前弓後箭），目的為伸展小腿後側肌肉，對於經常穿高跟鞋的女性很有幫助。要記得臀部不可翹起，而且持續維持伸展10~15秒，不要用彈跳性伸展。

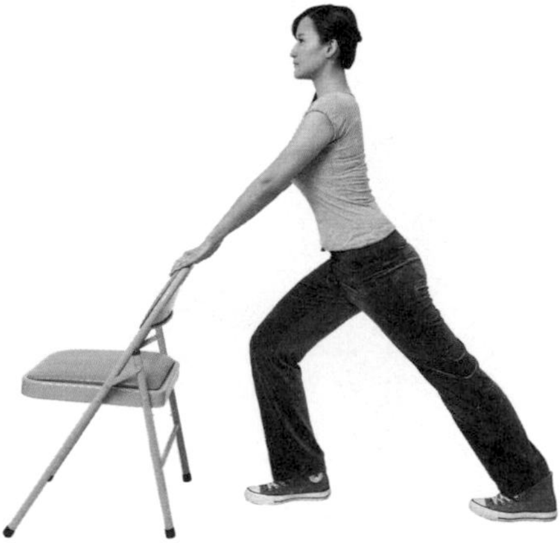

8.腳踝運動

腳踝是最容易受傷的部位之一，也承載了身體最重的重量，但我們卻鮮少伸展到它。舒展腳踝壓力其實很簡單，只要平常在辦公室隨時轉動腳踝，或是往上抬往下壓的動作做個數次，就能伸展腳踝肌肉，讓它不至於一下就受傷了。

①

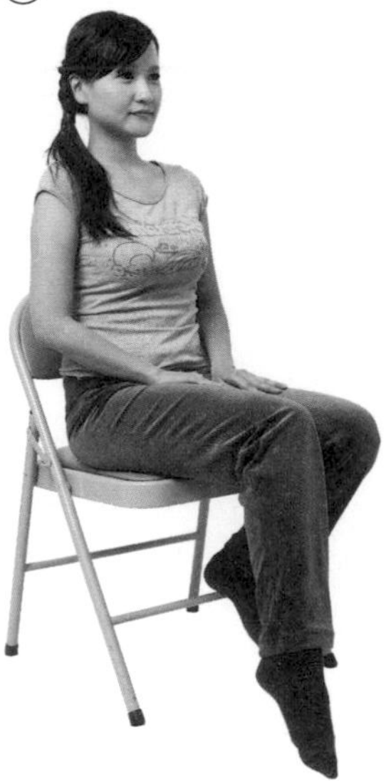

②

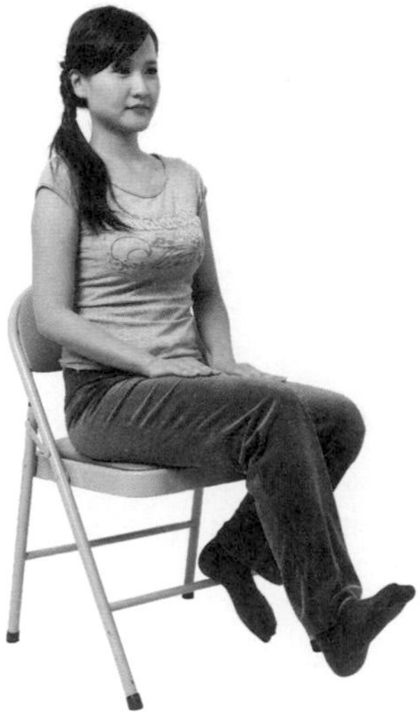

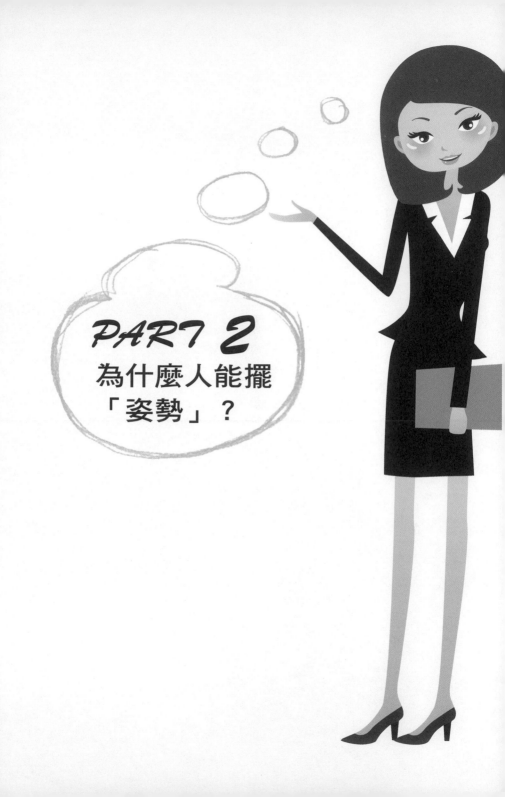

PART 2
為什麼人能擺「姿勢」？

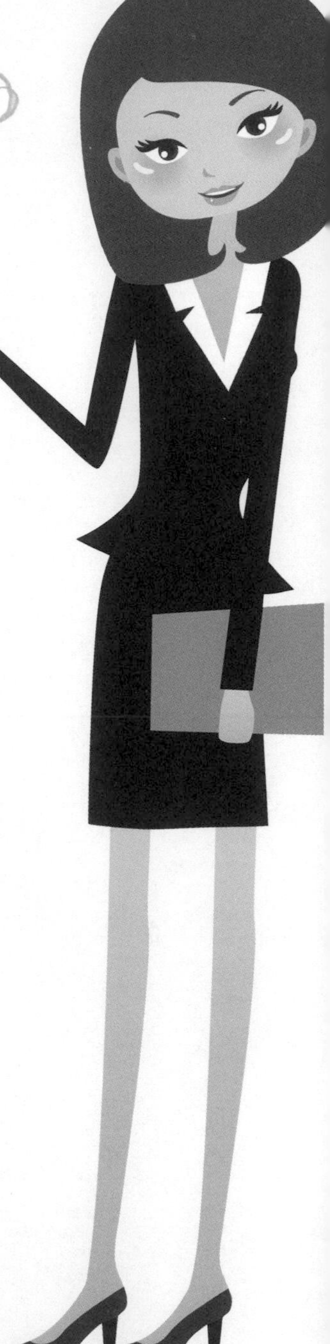

1 人體的支架——骨骼

部位簡介

人體的骨架是由二百零六塊骨骼和二百個關節所組成。骨骼就像一棟房子的鋼筋一樣，構成了人體的支架，承擔身體的重量；如果沒有了骨骼系統，就無法架構出人的形像。

人體的每一塊骨骼都有它的功能，每塊骨骼形狀大小不一，主要可分為長骨、短骨、扁骨與不規則骨、種子狀骨。

長骨一般位於四肢；短骨分佈在腕部、踝部等受壓較大或要做複雜動作的部位；扁骨主要為顱骨和肩胛骨，分別用來保護內臟器官和做為肌肉的附著物。不規則骨主要為椎骨和上頜骨。至於種子骨則是包在肌腱裡的骨頭，作用是讓肌腱遠離關節，還能增加肌腱彎曲的角度以提高肌肉的收縮力。

組成說明

最典型的骨頭，呈中空柱狀，最外一層有骨膜、中間是緻密骨、最內部是骨髓腔；骨頭兩端是緻密骨與疏鬆骨，骨端的外層是較薄的緻密骨，中間則充滿疏鬆骨。構成骨骼的結構相當複雜，以下我們就「骨質」、「骨髓」和「骨膜」三大部分做進一步了解。

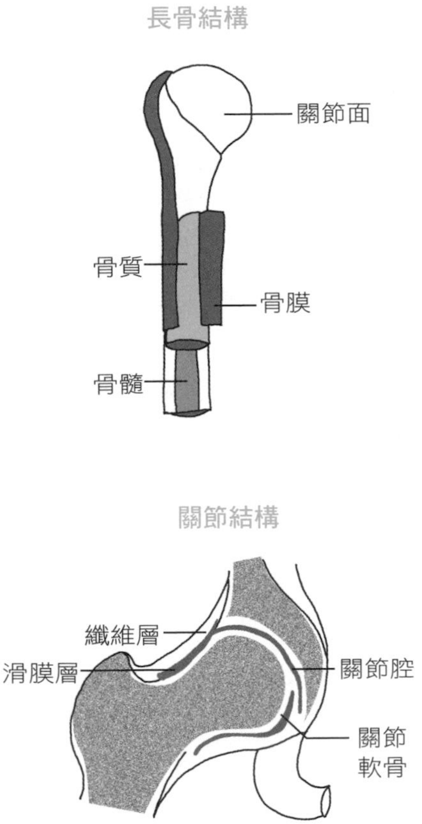

圖2-1　骨骼構成圖

骨質：主要為礦物質鹽類礦，內部呈現堅硬的蜂巢狀立體結構。

骨髓：分為黃骨髓、紅骨髓，充滿著血管和神經組織。其中紅骨髓具有造血功能，而黃骨髓則有儲藏脂肪的作用。

骨膜：是覆蓋在骨表面的結締組織，內有豐富的血管和神經，可供給骨質營養。骨膜內還有成骨細胞，能增生骨質，促使受損的骨組織癒合與再生。

功　能

骨骼結構與作用相當繁複，人體運作的主要功能都與它脫不了關係，至少包含以下五大功能：

支持功能：提供堅固的骨骼架構，支撐身體的軟組織，維持身體外形和站立姿勢。如果沒有骨骼，身體就只是一團軟趴的肉團，沒有辦法呈現直立的形像。

運動功能：骨骼系統就好像一個堅固的槓桿系統，骨骼、骨骼肌、肌腱、韌帶和關節經由附著的肌肉，一起產生力道、傳遞力量，使身體移動。

保護功能：骨骼就像是屏障一樣，保護著身體各種器官，如顱骨保護腦、肋骨保護胸腔等。

造血功能：紅骨髓含有未成熟的血球、脂肪細胞、巨噬細胞，可產生紅血球、白血球和血小板。

貯存功能：骨骼是人體礦物質（特別是鈣及磷）的儲存庫，可隨時供應人體所需。

病變與保健

隨著年齡的增長，骨骼的韌性與硬度也會改變。兒童時期，決定骨頭韌性的有機物如膠原蛋白、黏多糖蛋白，會大於決定骨頭硬度的磷酸鈣等無機物。所以兒童的骨硬度差，但韌性及可塑性比較強，這也是兒童比較少骨折，卻容易彎曲變形的原因。此時期要特別注意良好姿勢的維持。

成年人的骨骼無機物和有機物的比例為二比一，使骨頭具有最大的堅固性。不過，年紀越大，有機物越多；無機物越少，骨骼就越脆、越容易折斷且不易癒合。因此，老年人不宜從事太過劇烈的活動。

骨骼的健康與營養、作息、運動都息息相關。

在營養方面，缺乏維生素A會導致骨骼生長畸形及緩慢，但過多又會令骨骼變脆、易折斷，所以攝取量要恰到好處。維生素C的缺乏會使骨骼的生長停滯，損傷不易癒合。至於缺乏維生素D會影響腸道對鈣和磷的吸收，導致骨組織不能鈣化，容易形成軟骨症或骨質疏鬆症。

另外，適當的鍛鍊可以增加骨密度厚度，使骨骼變得強壯和堅固。相反地，如果勞動過度、或姿勢不良則會使骨骼發生畸形的現象。總而言之，骨骼保健需要多管齊下，面面俱到才能兼顧。

2 人能站立的原因——脊椎

部位簡介

前面談到，人體的架構是由全身二百零六塊骨骼所支撐起來的。然而，人之所以能有別於其他動物，可以站立起來靠「兩隻腿」行走，在於我們人類有著這組直立的脊椎。

脊椎骨俗稱「龍骨」，由三十四塊椎骨和每塊脊椎骨間負責緩衝作用的椎間盤組成。我們如果把身體比喻成一間房子，椎骨就好比建構房子的磚塊，而一塊、一塊脊椎骨疊著形成的脊椎，就好比房子的主要棟樑一樣，是支撐整個人體架構的中軸骨骼。

成人的脊椎從正面看是筆直的，呈「I」型；從側面看則是彎曲的，呈「S」型的。頸椎向前、胸椎向後、腰椎向前、薦椎向後，呈現四個緩和的生理性彎曲，為直立行走的人類提供了強大支持與彈性，還具有保護內臟器官的作用。

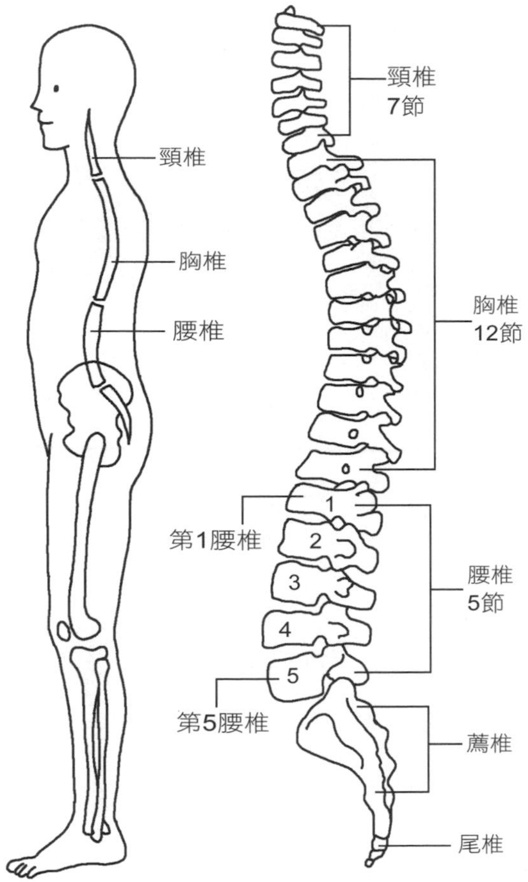

圖2-2　人體脊椎構成圖

組成說明

脊椎由三十四塊椎骨組成，包含頸椎七節、胸椎十二節、腰椎五節、薦椎五節、尾椎五節。每個脊椎就像磚塊一樣，一個疊著一個，兩個脊椎中間為椎間盤，主要負責肢體動作時的緩衝作用，以及前後彎曲並左右旋轉動作。

頸椎：一共有七節。夾在頭顱和軀幹之間，主要的功能為支撐頭顱。同時，有很多神經通過此處，不少反射動作亦起源於此。

胸椎：總共有十二節，上部份的椎體與頸椎相似，下部份的椎體則類似腰椎。胸椎的作用在於支撐肋骨，並與肋骨共同構成胸腔的輪廓。

腰椎：一共有五節，椎體高而大。腰椎是脊椎當中活動性最大的，除了支持身體的重量外，日常活動中前彎，後仰，側彎，扭轉等動作都要靠它。

薦椎：位在最後一節腰椎之後，由五塊薦椎結合成倒三角形的「骶骨」。

尾椎：在脊椎最尾端，上與骶骨用關節連接，為正三角形。由三到五塊尾椎形成「尾骨」。與薦椎的主要作用在於支配骨盆腔器官與臀部肌肉。

功能

脊椎是骨骼系統當中最重要的結構之一，具有以下三大功能：

維持身體的直立：人與其他動物最大不同除了腦部思考外，就是人能夠靠著兩隻腳行走，這都要歸功於脊椎的作用。堅韌牢固的脊椎構成人體架構的中軸，支撐體重並維持身體的直立。

促成身體的運動：脊椎藉由肌肉、韌帶的固定，可以前屈、後伸、左右側與旋轉，讓身體和四肢可以做適當的活動。

保護器官的功能：肋骨和胸椎形成的胸腔、骼骨（髖骨的組成部分之一）形成的骨盆腔，具有保護內臟、營養吸收、排泄、生殖等功能。脊椎骨間的椎間盤具有吸收震盪的功能，能避免腦部遭受到脊椎骨直接震盪所造成的傷害。同時，也保護著脊椎內的脊髓和神經根，使大腦能順利傳送並接收資訊。

病變與保健

脊椎具有相當強大的功能，一旦受到傷害茲事體大。前面有提到，每塊脊椎骨就像是一個個磚塊，當一個磚塊接著一個磚塊沒對整齊排放好，就會越來越傾斜。如果讓原本從正面看是筆直「I」型的脊椎往旁邊彎，就形成「脊椎側彎」；如果彎曲的方向不是左右、而是前後，那就是「駝背」了。如果是脊椎骨本身因為骨質密實度越來越低，那就稱為「骨質疏鬆症」。此外，還有「壓迫性骨折」、「脊椎滑脫症」、「骨刺」也都是常見的病變。

除外力撞擊外，多數脊椎病變都是日積月累形成的，要維持脊椎的健康平日就得多注意以下幾點：

1. 隨時保持正確姿勢。如果要長時間久坐，椅子必須有靠背，椅背向後的角度不可大於十五度，最好還能在腰部放上腰墊；走路時要挺胸而非挺肚子。
2. 適當、適量的運動。能強化肌肉並增加關節柔軟度。
3. 營養均衡，特別是鈣質的吸收。不過，也要避免大吃大喝，過重是會增加腰椎負擔的。

脊椎疾病相當複雜，而且可能帶來難耐的疼痛。與其日後治療，倒不如從平日就做好保健工作，以減低可能的傷害。

3 骨頭與骨頭間的緩衝——椎間盤

部位簡介

脊椎從頸部到骨盆間椎椎相連。除了在第一、第二頸椎間，還有尾椎之間沒有椎間盤外，其他每塊椎骨與椎骨間都有「椎間盤」的存在。人體從頸椎到骨盆間總共有二十三個椎間盤。

椎間盤是由結締組織和軟骨組織組合而成。如果說人體像是一棟房屋，椎骨是砌成房屋架構的磚塊，那麼椎間盤就像是連接磚塊與磚塊之間的水泥。椎間盤組織既堅韌又富彈性，就像是彈簧墊一樣，當壓力施加時組織可被壓縮，當壓力除去時組織可恢復原狀。可吸收、緩衝外力對脊柱的震盪，也能增加脊柱的運動幅度，並維持椎間孔的空間，不讓神經根受壓迫。

總而言之，這麼小小的不起眼的椎間盤組織，可是能提供脊椎、大腦和其他如神經結構保護的作用。

組成說明

椎間盤的構造像是一個中間填了果凍的甜甜圈，分別由纖維環、髓核和軟骨板等組織所構成。

纖維環：位在椎間盤的外圍，由膠原纖維和彈性纖維交織而成，結構緻密、富有彈性。纖維環就好比甜甜圈外圍的麵皮，提供了椎骨旋轉時的張力支撐。此外，也靠著它，才能把一個個的椎骨緊緊的連接成一體。

髓核：位在椎間盤的中心部位，是柔軟且富有彈性的半流質

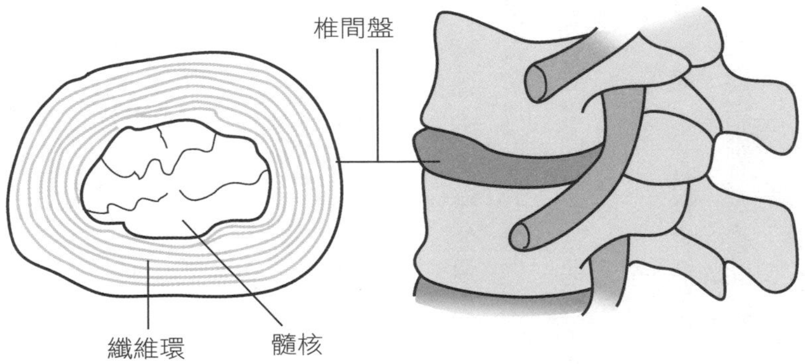

圖2-3　椎間盤組織圖

膠狀物質，填充於上下軟骨板及纖維環之間。脊椎就像是上述的果凍，主要提供垂直上下壓力的支撐，可以吸收來自身體的重力與壓力。

軟骨板：是連接椎體間上下端的一層透明組織，對於維持椎間盤功能的完整性、營養吸收和椎體生長均有重要作用。

功能

就像是水泥之於磚塊、之於房子一樣，椎間盤之於脊椎骨、之於人體的運作也扮演著關鍵性的角色。

椎間盤的髓核具有抗壓性，能夠吸收、緩衝上下椎體的承重，具有減壓以及避震效果，能減輕人體活動時對脊椎與顱腦的震盪。

椎間盤的纖維環具有張力，能在脊椎旋轉或彎曲時充當樞紐，讓人體更具靈活度。

椎間盤內的基質具備潤滑與擴散作用。一來，讓脊椎骨活動時有足夠的潤滑，能避免椎骨碰撞磨損。二來，擴散作用能使椎骨與椎間盤獲取養分。

事實上，我們每彎一次腰、每前進一步，椎間盤就發揮作用一次。椎間盤不只像水泥砌磚塊一樣，把一塊一塊的椎骨連接起來；人體活動時也因為有它的存在，緩衝脊柱的受力及衝擊，椎骨才不致於因為碰撞、摩擦而產生傷害。

病變與保健

椎間盤健康與否攸關脊椎功能健康。椎間盤若發生病變、退化，通常會被視為整個脊椎退化的前兆，就像推倒了第一張骨牌，其他一連串的連鎖反應也會隨之而來。

最常見的問題為「椎間盤突出」，年齡的增長、經年累月的磨損、或是瞬間受力過度，都可能導致椎間盤的纖維環出現裂隙，並讓髓核經由裂隙被擠壓出來，形成椎間盤突出。

至於因老化因素，造成椎間盤萎縮、椎間高度坍塌、神經孔變窄，讓神經根受夾擠，形成背痛、僵硬的現象，叫做「椎間盤退化」。椎間盤如果繼續退化，再加上椎體相互的磨損、骨刺的生成、椎間韌帶的鬆弛、神經根的壓迫等，就構成了脊椎的「退化性關節炎」。

除了瞬間受力過度外，椎間盤退化其實就是老化現象的一種，無法加以避免，但我們卻可以避免椎間盤退化的加速。長期的姿勢不當或是不健康的生活習慣，如抽煙、失眠都會加速椎間盤退化的速度。要做好椎間盤保健的第一步就是避免不當的姿勢，坐的時候應盡量靠近桌面、背部緊貼著椅背，減少脊椎的負擔；非得拿重物時要盡量靠著身體的位置，才能減少傷害。

有空時，多做些腰椎及盤骨的伸展運動，再加上睡眠正常、拒絕菸酒等維持良好生活習慣，就是最好的保養。

4 人體的網際網路——脊髓

部位簡介

神經系統是人體的網際網路，負責串連整個人體。因為有神經系統，我們的身體才能因應外界環境的變化，做出適當的反應，並且有思考、記憶、情緒變化等能力。神經系統又分為中樞神經和周邊神經系統，而脊髓就是中樞神經系統的一部分。

脊髓是細細長長、呈管束狀的神經結構，源自腦中樞神經系統的延伸部分，它是周圍神經與腦部的中介，依靠複雜的聯繫傳送腦與周圍神經的信息，也是負責很多簡單反射活動的低級中樞。

脊髓位在脊椎的椎管，外圍有堅硬的脊椎骨把脊髓團團包圍，保護並支撐著脊髓。脊髓若受到損傷可引起半身不遂、下半身癱瘓。但一般來說，除非脊椎骨受到嚴重外傷，不然脊髓不太容易受傷。

組成說明

脊髓表面有兩條縱溝及對外側溝。縱溝將脊髓分為對稱的兩半，對外側溝則分為前外側溝和後外側溝。脊髓前根由運動神經纖維組成，從前外側溝向外延展；後根由脊神經感覺神經元的中樞突所組成，從後外側溝進入脊髓。

如果從脊髓的橫切面來看，則又可分為中央部位的灰質，以及位於周圍部的白質。灰質，呈蝴蝶形或

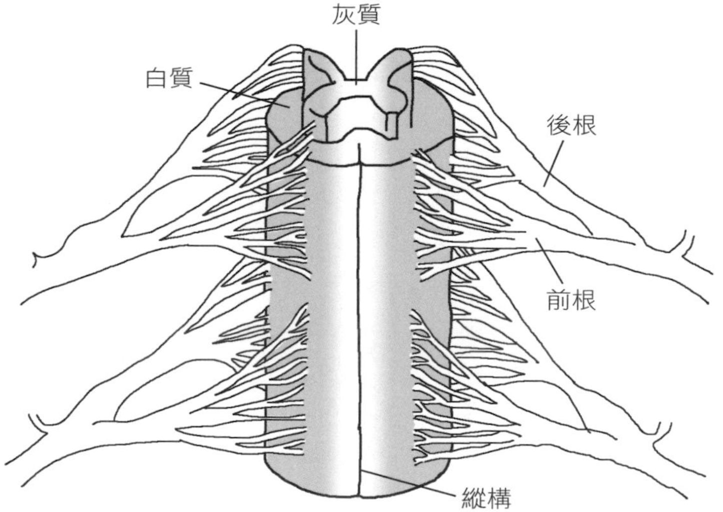

圖2-4　脊髓組成圖

「H」狀。前角含有大型運動細胞，貫穿白質經前外側溝走出脊髓，組成前根支配上肢等部位的肌肉。後角內的感覺細胞，有痛覺和溫度覺的第二級神經元細胞。灰質周緣聯合其細胞，以及附近含有纖維的白質構成所謂脊髓的固有基束，完成各種複雜的脊髓反射性活動。脊髓的白質主要由負責感覺運作的「上行」神經纖維束，和負責運動的「下行」神經纖維束組成，分為前索、側索和後索三部分。

功能

脊髓是神經系統的重要組成部分，脊髓兩旁有許多成對的脊神經分佈到全身皮膚、肌肉和內臟器官。脊髓的活動受到腦部的控制，主要負責傳導與反射二大功能。來自身體軀幹、四肢的各種感覺和衝動，需要通過脊髓的上行纖維束才能傳導到腦，在腦部進行進一步分析，提供腦部參考決定該下哪些指令。而腦的活動與指令也要透過脊髓的下行纖維束，才能傳遞給身體的各個部位去執行，包括協調肌肉活動、維持姿勢和習慣性動作等等。

另外、脊髓本身即能完成許多反射活動。部分軀體運動和內臟活動的基本反射活動，如屈肌、排尿、排便等反射等動作，可以透過脊神經前、後根、灰質加以完成。但在絕大多數的正常情況下，脊髓的反射活動還是在大腦的控制下進行。

病變與保健

脊髓的損傷可分為外傷性脊髓損傷和非外傷性脊髓損傷二大類。

造成外傷性脊髓損傷的原因以車禍最多，其次是高處摔下、重物壓傷等等，這些意外事故常會造成脊椎的斷裂，斷裂的脊椎碎片侵入脊椎而使脊椎失去作用。而非外傷性脊髓性損傷則以神經腫瘤、血管瘤、血管畸形、腦脊髓炎以及結核性脊椎病變的併發症居多。脊髓受損依其損傷部位的不同可能產生下肢麻痺、四肢麻痺，造成運動功能或感覺功能的喪失。也可能引發自主神經失調，出現大小便失禁、體位性低血壓以及性功能失常等。

脊髓受到外圍脊椎的環繞保護著，因此保健脊髓的第一步就是避免脊椎受到傷害。最基本的作法就是避免不當的姿勢，以及避免過胖或過重的身形，持以適度的運動、均衡營養的吸收，保護好脊椎就能保護好脊髓。

5 感覺的主要傳達者——脊神經

部位簡介

脊髓是腦部與周圍神經之間的通路，脊髓之所以具備傳導與反射二大功能，都要歸功於脊神經。

每對脊椎神經都是由脊髓的前根和後根在椎間孔內合併而成，都含有運動纖維和感覺纖維，所以脊椎神經屬於有傳入和傳出兩種機制的混合神經。

組成說明

脊神經一共有三十一對，與頸部至馬尾（脊椎最後的五對神經）的脊髓相連。

頸神經：一共有八對。上面七對頸神經分佈在椎骨的上方，經過椎間孔穿出椎管；第八對頸神經則從第七頸椎與第一胸椎間的椎間孔穿出椎管。

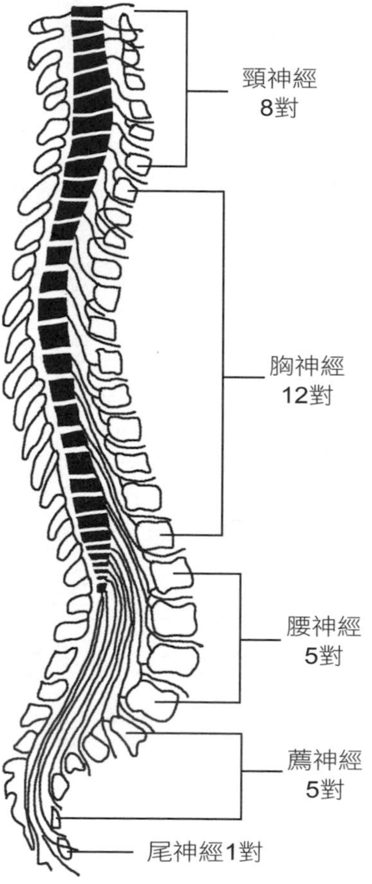

圖2-5　脊神經組織圖

胸神經：一共有十二對。分別依次排列通過相對應椎骨的下方椎間孔。

腰神經：五對。分別依次排列通過相對應椎骨的下方椎間孔。

薦神經：五對。上面四對薦神經通過相對應的椎間孔，第五對薦神經由薦管孔穿出薦椎管。

尾神經：一對。尾神經由薦管孔穿出薦椎管。

功能

脊神經屬於混合神經，含有脊神經軀體感覺纖維、脊神經內臟感覺纖維、脊神經軀體運動纖維、脊神經內臟運動纖維等四種不同性質的神經纖維。

脊神經軀體感覺纖維分佈在皮膚、骨骼肌、關節等部位，能將皮膚的表層對疼痛、溫度的感覺，以及肌肉、關節等較深層的感覺傳回中樞。

脊神經內臟感覺纖維分佈於內臟、血管和腺體等部位，主要負責將來自這些部位的感覺傳回中樞。

脊神經軀體運動纖維，則分佈在有橫紋肌的部位，負責支配橫紋肌的運動。至於脊神經內臟運動纖維，主要負責支配平滑肌和心肌的運動與腺體分泌的運作。

病變與保健

脊神經病變的原因很多，多半由於脊椎病變壓迫到脊神經，或因脊神經遭到感染，因而影響到脊神經運作。受壓迫或感染的脊神經不能有效率地向身體各部位傳遞訊息、執行指令，不但可能引起身體或四肢痠、痛、麻的反應，造成行動的遲緩或障礙，也會導致器官功能的失調和病變。脊神經病變發生的部位以腰椎神經最常見，頸椎神經次之，其次為胸椎及薦椎神經。

頸椎脊神經病變常見症狀有頸部疼痛，放射至一側或兩側肩膀肩胛骨及上肢，此症狀也會有麻、無力的現象，而神經壓迫過久導致脊神經受傷，則會出現肌肉萎縮、無力症狀。此外，也會有頭痛、頭暈、失眠及其它自律神經症狀。而於頸、胸椎、脊髓壓迫症狀過於嚴重時，則更會引起脊髓病變，此時病患除了上述症狀外，同時會有行走困難，下肢或同時上肢無力、麻、大小便失禁及性功能障礙等嚴重症狀。而第一至四頸椎脊髓變病會更導致呼吸症肌肉功能抑制，及呼吸停止或睡眠呼吸中止。胸椎脊神經常引起胸悶、心悸、呼吸困難、便祕及消化吸收不良等症狀。至於腰椎及薦椎引起之症狀，常見的有坐骨神經壓迫造成下肢疼痛、無力、痠麻，及性功能障礙等症狀。

要避免脊神經產生病變，首要還是在於脊椎的保健。

首先、要避免長期姿勢不正確使得脊椎移位，因為脊椎若位移，就可能壓迫到脊神經。其次、要避免直接的撞擊，避免脊椎骨碎片壓迫到神經。最後、均衡的營養攝取也很重要，身體的免疫力加強了，就能降低脊神經受到感染的機會。

6 保護人體的第一線——肌肉

部位簡介

人體之所以能夠做出很多精細的動作，絕大部分的功勞來自於身上的肌肉。肌肉主要由肌細胞組成，肌細胞呈細長型，形狀類似纖維，所以我們又把肌細胞叫做肌纖維；許多肌纖維組合在一起就形成身上的肌肉了。

人體全身的肌肉一共有六百多塊，依照其功能構成分為骨骼肌、心肌和平滑肌三種，主要作用為產生動力、使其運動。骨骼肌又可依所在位置的不同，分為頭肌、軀幹肌、上肢肌以及下肢肌四大部位。頭肌主要為表情肌與咀嚼肌；軀幹肌包含了背肌、胸肌、腹肌和橫隔膜。至於上肢肌分成肩肌、上臂肌、前臂肌和手肌，下肢肌則包含為髖肌、大腿肌、小腿肌和足肌。

組成說明

我們身上的肌肉根據組織結構、收縮能力以及控制機制，可分成骨骼肌、心肌和平滑肌三種。

骨骼肌：也稱為橫紋肌或隨意肌。骨骼肌的收縮是自主、可以被精密控制的，我們腦部命令它怎麼做，它就會隨著指令運作。骨骼肌藉由肌腱固定在骨骼上，以便移動骨骼或維持姿勢，用來控制身體各部位的移動，像是眼球的轉動、大腿的律動，都是透過骨骼肌。

平滑肌：和骨骼肌不同，不受意識所控制，無法隨心所欲，又稱非隨意肌。平滑肌呈層狀，存在於食道、腸胃、支氣管、子宮、尿道、膀胱、血管、皮膚等器官的內壁上，把器官與管道包圍起來。腸胃道蠕動、支氣管收縮擴張，都是藉由平滑肌的收縮而運作的。

心肌：不由意識控制，也屬於非隨意肌。新肌的收縮促成心臟的收縮、跳動，並且把心臟的血液擠壓到血管內。

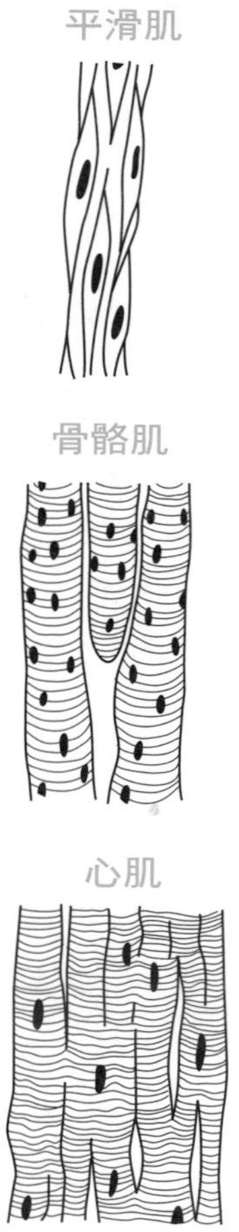

圖2-6　肌肉按功能分三類

功能

人體之所以能活動自如，靠的是脊椎、肌肉、韌帶與關節的相互作用。肌肉的主要功能是產生力量，藉由收縮和延展，讓身體能夠自由自在的運動，並且讓器官正常的運作。

每塊肌肉都與神經相連，當大腦發出指令，或是神經將刺激的訊息傳至肌肉，肌肉便行使收縮。以骨骼肌為例，由於骨骼肌附著於骨頭上，當肌肉收縮時便會牽動到骨頭，肌肉和骨頭聯合作用之下就會產生運動。每塊肌肉的兩端分別附於不同的骨上，收縮時，一端骨不動，另一端肌肉的骨便藉關節的活動而被拉向不動的一骨；通常要完成一個動作時，一組肌肉同當中某些肌肉群呈收縮狀態，其他肌肉群呈舒張狀態，收縮與疏張作用同時存在始能完成動作。而平滑肌和心肌則是「不隨意肌」，不受意識控制；前者主要在內臟內壁上，後者則只在心臟中出現。

病變與保健

肌肉部位的不適大致可以分為一般痠痛與拉傷。

一般的肌肉痠痛是正常的表現，可能來自於施力或運動量的過度，只要適當的休息，症狀即可獲得緩解；但如果是拉傷，情況則大大不同，有可能造成骨骼肌的病理性改變，甚至潛藏著嚴重的後遺症。要區別痠痛和拉傷可以透過症狀判別。肌肉痠痛是由輕微開始、逐漸變嚴重的，肌肉拉傷則是在突然的損傷性動作後忽然出現。肌肉痠痛較好處理，休息、伸展、按摩即可得到紓緩；而肌肉拉傷就必須要就醫治療。

要避免肌肉痠痛可以從以下三面向著手：

1. 平日進行適度的肌肉伸展運動，以維持肌肉的彈性與力道。
2. 做任何運動時都要循序漸進，慢慢增加負荷，不可貿然嘗試，才能避免傷害。
3. 適度的補充營養，尤其是糖、維他命C及B_1。

7 能動、能跑最大關鍵——關節

部位簡介

骨頭與骨頭相接的地方就叫做關節，人體的骨頭靠著九十六個主要關節結合在一起，經由神經控制、牽動肌肉，產生各種複雜的動作。

關節，一般由相鄰接的兩塊骨頭相對應形成，部分由三個以上的骨頭共同組成稱為復關節。關節表面覆蓋著一層透明軟骨，關節與關節之間由韌帶連繫，中間的關節囊裡有關節液，能幫助潤滑關節，減少活動時骨骼的摩擦，降低活動時對身體的衝擊。

關節的分類方法又可依照其運動程度，分為可動關節、微動關節以及不動關節等。而關節的構成可分為主結構和輔助結構兩個部分。主結構部份由關節面、關節囊與關節腔共同組成。輔助結構則有韌帶、關節盆和關節唇等部分。

組成說明

關節的主結構如下：

關節面：構成關節的兩塊骨頭相對面的部位叫做關節面，被關節軟骨所覆蓋，一般是一面凸、一面凹互相適應，凸面稱關節頭，凹為叫做關節窩。

關節囊：可分為外表的纖維層和內面的滑膜層。纖維層分佈著豐富的血管、神經和淋巴管。滑膜層分泌滑液，具有潤滑作用外，並做為物質代謝的媒介。

關節腔：由關節囊滑膜層和關節軟骨共同組成，呈密閉的負壓狀態，強化了關節運動靈活性與穩固性。

關節的輔助結構：

韌帶：主要功能在於限制關節的運動幅度、增強穩固性，其次是提供肌肉或肌腱附著點。

關節盆：將關節腔分為上下兩部分，使關節頭和關節窩的運動更加適應，除了增加運動的靈活度外，也具有緩衝震盪的作用。

關節唇：由纖維軟骨構成，圍繞在關節窩的周緣，以增加關節的穩固性。

功能

為了讓人體活動自如，做出各項複雜且協調的動作，連接骨頭與骨頭間的關節又分成不可動關節、微動關節與可動關節，這三大類的關節各自有不同功能與職責。

不可動關節：指不能彎曲、伸展、旋轉活動的關節，頭蓋骨之間就是靠不可動關節緊密結合，牢牢的保護著位在裡面

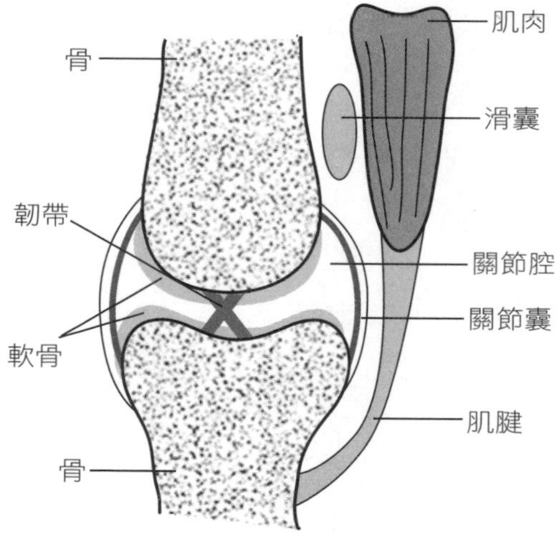

圖2-7　關節組織圖

的重要器官。

微動關節：只能做出有限度的活動，最典型的微動關節就是脊椎骨之間的關節；微動關節的穩定度對脊髓具有重要的保護作用。

可動關節：指具彎曲、伸展、旋轉等活動功能的關節，大部分的關節屬於這一類，如肩關節、肘關節、髖關節、指與趾關節等等。

通常四肢屬於可動關節，而中軸骨的關節屬於微動或不動關節。

病變與保健

關節炎是最常見的關節疾病，而常見的關節炎有兩種，分別為退化所引起的骨關節炎，以及自體免疫系統發生問題所產生的類風濕性關節炎。不論是哪一種原因所引起，當關節發炎時，就會有痠痛、紅腫、僵硬、變形等典型的症狀。

在日常保健方面，只要掌握「增強肌力、減少磨損、儲存骨本」等三大原則，即可避免發炎機會。

且為維持骨本，應多攝取富含膠質、鈣質、軟骨素及維生素C。舉凡牛奶、小魚乾、蹄筋、木耳、海帶、柑橘類水果等，都是有利關節軟骨修復的食物。

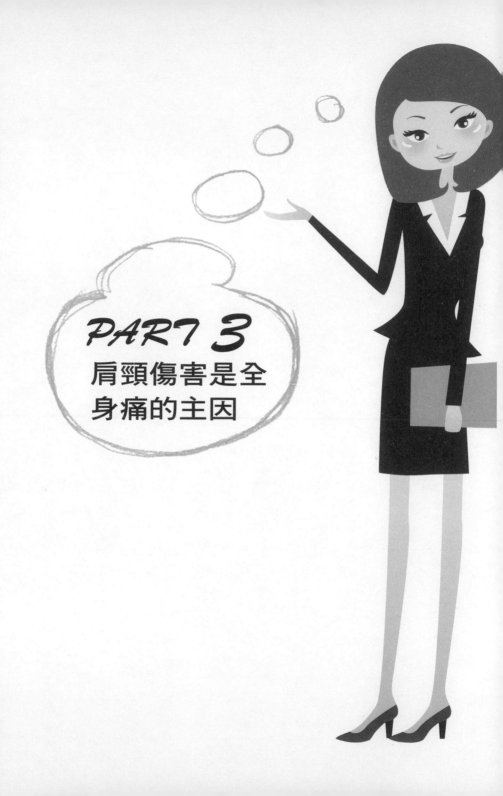

PART 3
肩頸傷害是全身痛的主因

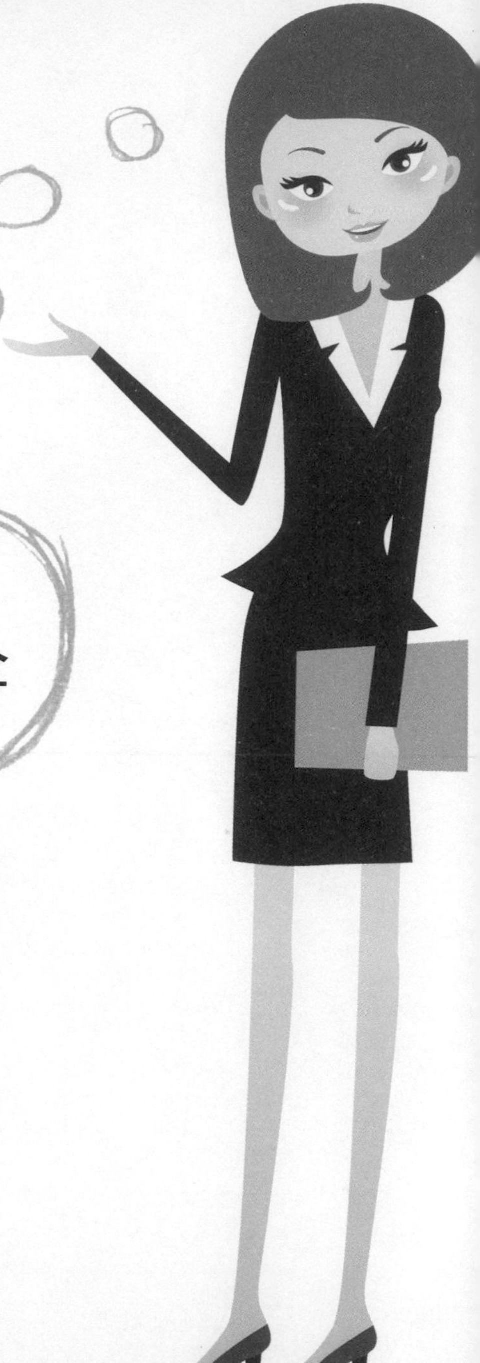

1 頸椎疼痛是如何引起的呢？

小文是三十五歲的上班族，近視將近一千度的她，坐在辦公桌前總是離電腦螢幕很近，久而久之，不但脖子覺得很痠痛，就連整個背部都開始不舒服起來，嚇得她趕緊去看醫師。醫師說，小文是長期打電腦時的姿勢不良，頭前傾造成頸椎的椎間盤突出，壓迫到神經後擴散到整個背部疼痛所導致。

小文十分不解，只不過是打電腦時頭往前了些，怎麼就會影響到神經了呢？

像小文這樣的上班族很常見，因為長期使用電腦時姿勢錯誤，會讓我們的頸椎、椎間盤和肌肉韌帶處在一個緊張、無法放鬆的狀態，易導致脊椎本

表3-1　建築物與人體對照表

建築物		人體
鋼筋彎曲與斷裂	→	骨骼疏鬆與骨折
水泥鬆軟	→	肌韌帶鬆弛和損傷
磚塊受損與露出	→	椎間盤塌陷與突出

身老化和椎間盤退化，造成長期的頸痛，甚至有些厲害的話會引起頭痛、嘔吐。

如果把人體比喻成一棟建築物，脊椎骨是鋼筋，肌肉和韌帶就是水泥，如果鋼筋不夠強壯，水泥就得負擔撐起來的力量；當然，如果買到海砂屋時，鋼筋的負擔就會很重。但是，我們撐起身體的脊椎每天都要做很多工、承很多重，尤其是頭的重量真的很沉，再加上每天晃動，脊椎當然會磨損。

頭和脊椎的關係，就好像疊了七塊積木後，上面放一個小玉西瓜，想要平衡，積木必須非常牢固。所以，很多病患會問我：「醫師，到底要用什麼方法，我的脊椎才不會退化呀？」我會開玩笑地跟他們說：「把頭砍掉就好啦。」

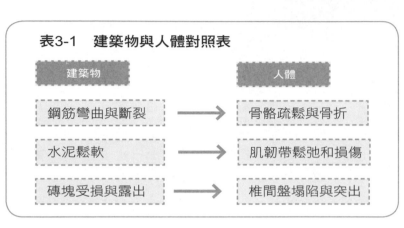

所以你們現在知道拳擊手為什麼脖子都很粗了吧。因為脊椎本身要負擔頭的重量，但脊椎和椎間盤的位置是固定的，一遇到撞擊或扭曲，肌肉韌帶就會來幫忙，如果連肌肉韌帶都不強壯，重力一擊，脖子一打就斷了。也就是說，肌肉的強度會決定脖子本身的強度。

但如果因為脖子前傾、後傾或旋轉等姿勢長期都不正確，椎間盤在高壓之下導致受力不當，會讓椎間盤提早惡化，就必須靠肌肉韌帶來支撐強度。如果我們平常就注意到脖子使用的姿勢，也就不會發生椎間盤壓迫神經，讓肩頸產生疼痛。

相信大家中學時都讀過朱自清的〈背影〉，當中有提到：「父親最近膏肓痛得很厲害。」膏肓是什麼？就是肩胛骨。膏肓痛得很厲害，就是頸椎使用不當所引起的放射痛。

因為頸椎痛如果有壓迫到神經，會放射到肩頸，或痛到上肢，上肢也會因為神經壓迫的差異性，壓迫不同的神經節。但發生在不同的頸椎節，產生的症狀也不一樣。有些人除了會痛到肩膀、上臂、下臂之外，每一根手指都有可能疼痛或發麻。另外也會引起肩胛骨疼痛，就是膏肓，這是很常見的症狀。假使神經根壓迫到比較高的位置，例如：第一、二、三頸椎，到第四頸椎的位置，或是多重頸椎退化的問題，也會產生頭痛的現象。這是一種頸椎退化的現象，或肌肉痙攣，類似抽筋。

剛我說過，當我們肌肉退化的時候，我們脖子為了要保護頭部，肌肉局部的痙攣會導致神經的放射，就會產生頭痛，有些人會眼睛都張不開，甚至產生噁心、想吐、耳鳴等等的症狀。

有些人甚至還會產生交感神經失調，又稱自律神經失調，會四肢都麻，這時候可能擠壓到脊髓了，有可能是脊髓病變，甚至大小便都失去能力。如果是腸胃道有問題，就有可能是因為交感神經的問題；有一部分人因為頸椎受傷的關係，導致椎間盤移位壓迫到神經，會產生交感神經的病變。

所以，頸椎長期疼痛千萬不要輕忽，建議還是尋求醫師，徹底檢查為妙。

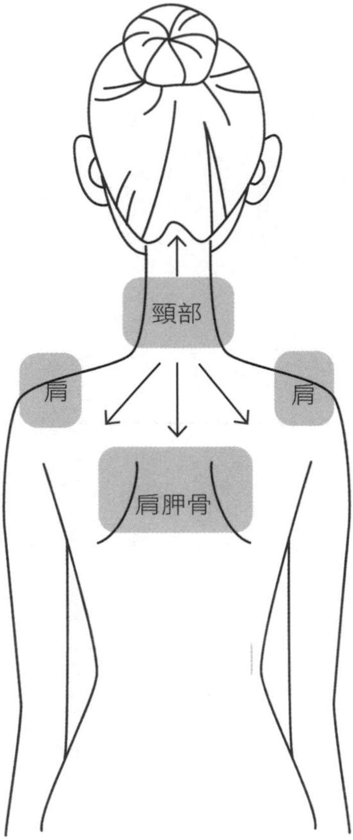

圖3-1　頸椎疼痛放射示意圖

2 正確的騎機車姿勢為何？選安全帽有甚麼訣竅嗎？

阿梅三個月前騎機車和汽車產生擦撞，當下身體沒有什麼大礙，但全罩式安全帽的帽緣似乎擠壓到頸部，造成了頸部局部腫脹。最近，阿梅開始覺得右手、右腳變得無力，右眼的視力也變差，動不動就覺得頭暈目眩，快要昏倒。

經過核磁共振檢查，發現她右側的頸動脈整個剝離，頸動脈狹窄程度幾近百分之九十，已到了無法接通的狀況，只能以另外接血管的方式改善症狀。阿梅萬萬沒想到，選錯安全帽的後遺症居然會這麼大！

在我們國家還沒有制定騎機車要戴安全帽的法律之前，機車騎士的頭部都沒有得到該有的保護，動輒有車禍頭部外傷、腦部出血的情況。後來法律明文規定騎車要戴安全帽，雖然是個很好的德政，但也衍生出其他問題。

脖子的七節頸椎與附近肌肉群的主要作用在於支撐頭部。戴上過重的安全帽之後，不但頭部的重量增加，頸椎、肌肉群的負擔也會加重。臨床上因為脖子、肩膀、上肢、肩胛骨持續疼痛，而前來就診的患者當中，機車族就佔了一成到兩成左右，這多是因為戴過重的安全帽，導致頭部重量增加而造成頸部負擔。

一旦發生車禍，問題就不只頸背痠痛而已。戴上過重的安全帽之後，如果遭受撞擊，力道會集中在頸部，以致於頭部雖然得到保護，頸部卻容易受到嚴重的傷害。

究竟要如何保護頭部，又顧慮到頸部？一般來說，全罩式安全帽看起來堅固、帥氣又拉風，但視野受到干擾，無法看清周遭的行車環境，保護力並沒有比較好；加上它的重量太重，會對頸椎形成過度負擔。臨床上也碰到不少戴全罩式安全帽發生車禍的案例，這些案例多半在車禍撞擊時，因為安全帽下方的堅硬材質撞擊到脖子，造成嚴重的頸動脈剝離。所以，一般不建議大家戴全罩式安全帽。

那麼又該怎麼選擇安全帽呢？原則很簡單。

1. 以半罩式安全帽為佳。半罩式安全帽的重量較輕，相較於全罩式安全帽，比較不會對脖子造成過度負擔或傷害。

2. 戴起來安全、舒適。安全帽的大小要符合自己的頭型。偶爾在路上看到女性戴很大的安全帽，這樣不但容易掉，衝撞後的力道反而對頭會有更大的傷害。

3. 符合國家安全標準規格。有國家認證檢驗，才有最基本的保障。

4. 注意保存期限。如果超過保存期限，安全帽內的材質可能會產生質變或脆化，導致保護效果不佳。

買了合格的安全帽之後，也要搭配合宜的配戴，才能發揮保護力。戴安全帽太緊、太鬆都不好。戴太緊會影響血液循環；戴太鬆一遇撞擊，安全帽可能鬆脫，甚至飛了出去。最恰到好處的戴法就是剛好服貼脖子。

另外，騎車時間也是機車騎士要注意的地方。脖子長時間固定在同一個

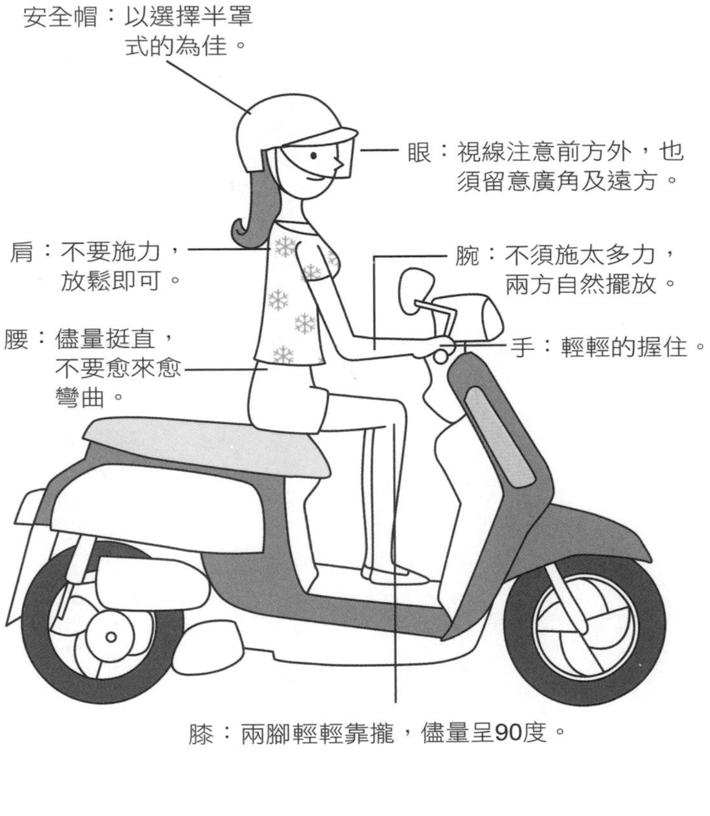
安全帽：以選擇半罩式的為佳。
眼：視線注意前方外，也須留意廣角及遠方。
肩：不要施力，放鬆即可。
腕：不須施太多力，兩方自然擺放。
腰：儘量挺直，不要愈來愈彎曲。
手：輕輕的握住。
膝：兩腳輕輕靠攏，儘量呈90度。

圖3-2-2　正確的騎機車姿勢

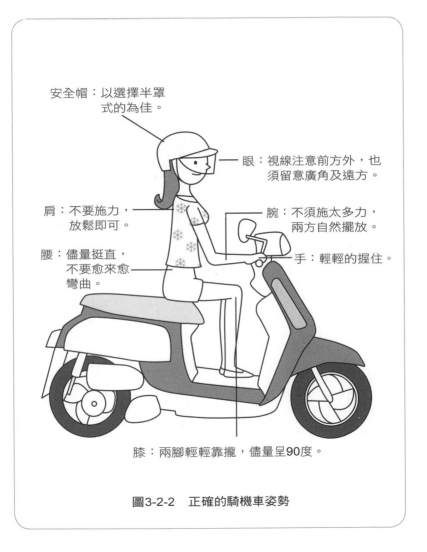

姿勢，肌肉群與椎間盤都會處在緊繃、甚至痙攣的狀態。通常，只要騎車超過半小時，脖子就會開始不舒服，這時候就該先停一下休息了。

外縣市工作的通勤族最好選擇大眾交通系統做為通勤工具，如果非得騎機車上下班，那麼時間也請控制在半小時內。如果車程時間遠大於此，最好半小時、最多一小時就要停下車來，伸展、紓緩一下脖子與肩頸，讓脖子肌肉能得到適當的休息，比較不會造成頸椎以及附近肌肉的負擔。

機車帶給我們交通上的便利，卻也可能成為脖子、肩膀痠痛，甚至傷害的主因。選一頂合適的安全帽，保護頭部安全，也避免對頸椎造成傷害；加上控制騎車時間，讓脖子適當休息，就能當個開心、安全的機車騎士！

3 晚上睡覺時要如何選擇適合的枕頭？

美美的老公最近每晚都睡不好，剛好她看到廣告有標榜符合人體工學的健康枕，能提供頭部、頸部、以及上肩部良好的支撐，趕緊買回家送老公。沒想到，美美老公用了這枕頭之後，睡不好的情況不但沒改善，反而越來越嚴重。

美美感覺很困擾。符合人體工學的健康枕哪裡不對了？理當睡得舒適才對阿，究竟枕頭要怎麼選，才能讓自己和家人睡得安穩，又睡得健康呢？

門診當中有很多頸痛問題的病人跟我反應，睡了健康枕、記憶枕，頸痛的問題絲毫未得到改善。到底該怎麼選擇枕頭才好？

枕頭攸關頸椎的健康，因此枕頭的選擇一直是頸椎保護很重要的議題。我們脊椎是柱狀、一節一節的，靠著肌肉韌帶來支撐，而頸椎的形狀呈向後微彎的弧度，因此躺下來時必須要有所支撐，才能減輕肌肉、韌帶的負擔。

當你的頭睡得很高時，頭部靠著枕頭，背部貼著床墊，連結頭部與背部的頸椎卻會呈現懸空狀。這時，頸椎附近的肌肉為了發揮支撐作用，一整晚都會處於緊張、痙攣的狀態。長期下來容易造成椎間盤退化、長骨刺、椎間盤突出，甚至演變為神經根或脊髓的壓迫，形成神經根病變。輕則讓人頭暈、頭痛，重則讓人覺得噁心、想吐。

既然高枕不可行，那什麼樣的枕頭才是好選擇呢？

一般建議的測量方式是，躺上去時，枕頭邊緣的落點剛好能填滿頸部的凹槽。如果選擇較軟的材質，當頭一枕上去時，枕頭會立刻被壓下，而沒有被頭部壓到的部位，可以剛好支撐頸椎。肩部、頸部、頭部都照顧到，這樣的睡法才最好、最健康。

現在坊間的健康枕無論是甚麼材質，多是將枕頭頭部處設計成凹型，頸項的地方設計成凸型，讓頭部與頸部都能放置在適當的位置與形狀之下。這

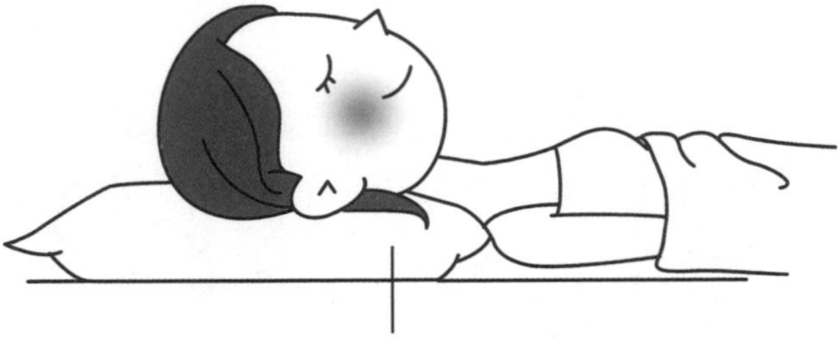

OK 枕頭邊緣填滿頸部凹槽。

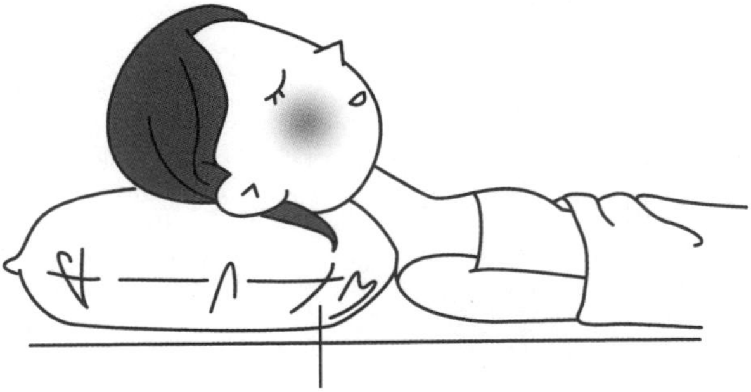

NG 枕頭過高，頸部彎曲。

圖3-3 正確和錯誤的枕頭高度

看似符合人體工學，但因為人體在睡眠時，並非一整晚都保持固定不動。通常，在睡眠時，皮膚會因為已承受了兩小時的壓力，局部血液循環欠佳，讓身體開始想移動、翻身。因此，當你用形狀固定的健康枕睡覺時，只要身體一翻動，有可能原本應該枕在凹部的頭部，變成枕在最高的；原本放頸部的地方，這時頸部反而懸空了，長久下來，更容易痠痛。

所以，在購買枕頭時，不用迷信特別造型、或特殊功能訴求的。只要掌握簡單的「較低的、軟的」二大原則即可。

復健科醫師小叮嚀：

除了枕頭之外，床的選擇也很重要喔！太硬的如木床，會讓脊椎缺乏緩衝和貼身機制；太軟的床，會讓身體整個陷進去。因此，太軟、太硬的床，對脊椎都不好。建議大家購買鋼圈數多的彈簧床，軟硬較適中！

上下床也有一定的撇步。上床時，先坐在床邊，側身躺下；起床時，先側躺，後坐起，接著再下床。

復健科醫師小檔案

陳適卿醫師
台北醫學大學醫學系教授／附設醫院前院長／復健部主任
台灣神經復健醫學會理事長
學歷：高雄醫學大學醫學士、日本東北大學醫學博士

4 落枕時該怎麼辦？不理會可恢復嗎？

小玉最近時常有落枕的現象，晚上睡不好不說，早上起來脖子更是疼痛到無法轉頭。高的枕頭、低的枕頭、羽絨枕頭、中空棉枕、保健枕，她樣樣都試過，落枕的情況依舊不見改善。長期下來，導致她精神萎靡不振。

像是小玉這類的病患還不在少數。他們往往不知道，真正的問題不在枕頭好不好，而是平日的姿勢出了問題，落枕只是這些問題的表象而已。一再的更換枕頭，沒有解決問題當然不會有效果。

落枕泛指脖子痛到不敢動的症狀。很多病人常問我：「醫師，我昨天晚上落枕，脖子現在痛得不得了，痛到無法動彈。我是不是要去買個健康枕、記憶枕才能避免落枕再發生。」

其實落枕並不是一夜睡眠不好所造成的。主要的原因是白天的某個動作或姿勢，導致肌肉韌帶或關節受傷，因此種下了落枕的因。接著，晚上睡覺時，身體組織處於休息的狀態，血液循環趨緩，無法把疼動因子完全帶離白天受傷的地方，造成局部組織發炎腫脹，成了落枕的果。於是，第二天早上起床就會發現脖子好痛、不能動，也沒有辦法轉頭了。

偶一為之的落枕，並不用特別就醫，等到肌肉組織發炎的狀況改善，疼痛感解除之後，脖子就慢慢能轉動了。但如果碰到落枕當天有重要會議要開，或是安排了拜會客戶的行程，無法轉動的脖子可就令人尷尬了。

建議你，第一時間，可以趕快用冰袋放在不舒服的地方，然後把頭輕輕的往後仰，約數分鐘之後，疼痛的肌肉會馬上鬆弛，症狀即可稍微緩解。等到晚上回到家後，再施以熱敷，情況就能大大改善。一般來說，對疼痛的處理都是遵守「急性期冰敷、慢性期熱敷」的原則。不論是冰敷、熱敷，都具有減緩腫脹、減輕疼動的效果。不過，在急性期，冰敷的效果較快見效；而

表3-4　頸部疼痛感覺比較

疼痛的感覺	睡覺時忽然痛到醒過來。	脖子痛到睡不著。
可能的疾病	骨質病變，嚴重的話，可能是癌細胞侵蝕。	肌肉韌帶受傷，也可能是椎間盤突出壓迫神經。
處理方式	緊急就醫，找骨科或神經外科醫師。	先冰熱敷處理，如果反覆疼痛，即求助於復健科或神經外科醫師。

在慢性期，熱敷的效果較徹底。

假使落枕的情況一而再的反覆發生，一個月的頻率超過二次到三次，就已經不只是肌肉、韌帶受傷的問題而已，有可能是椎間盤、脊椎關節產生了變化，建議立即就醫。另外，如果落枕的人，近期內曾發生車禍，不管是開車碰撞，或騎機車摔倒，都應該格外小心。因為落枕背後的真相，可能是脊椎構造已產生變化，也應立即尋求醫師的專業諮詢。

值得特別提醒大家的是，「頸痛痛到睡不著」和「頸痛痛到醒過來」代表著截然不同的意義。如果是「頸痛痛到睡不著」，多半是肌肉韌帶受傷，適當的冰熱敷或治療後，情況即可改善；如果無法改善則可能是

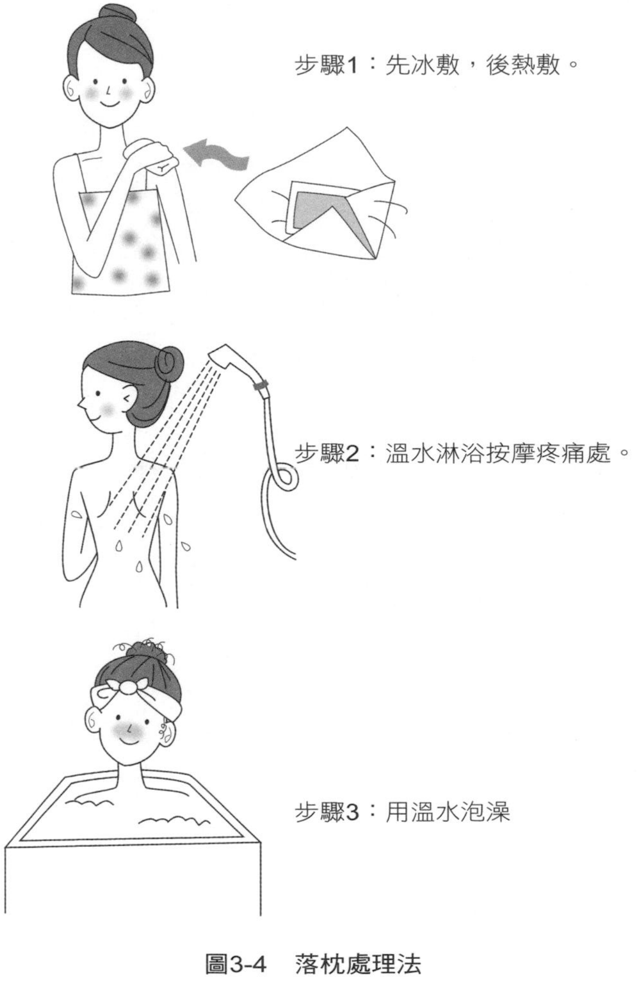
步驟1：先冰敷，後熱敷。
步驟2：溫水淋浴按摩疼痛處。
步驟3：用溫水泡澡

圖3-4　落枕處理法

椎間盤突出，就得找醫師處置。但如果是「頸痛痛到醒過來」，事情可就大條了。

曾經有位剛退休的銀行經理，來掛急診說自己都睡不好，脖子常痛到醒來。經過檢查，發現第五六頸椎骨已是癌症轉移，其中一節骨頭更被癌症吃到垮下來。臨床上很多骨癌的患者都有「晚上睡眠會痛到醒過來」的共同徵兆，可說是判別任何骨頭轉移癌症的通則之一。若有「痛到醒過來」的現象，要特別提高警覺。

整體來說，落枕是日常生活姿勢不良的結果，換枕頭並沒有對症下藥，當然沒有改善效果。與其換枕頭，不如好好檢視日常生活習慣，好好調整姿勢比較來得實際。

5 坐著睡覺時，該採取甚麼方式比較好？靠枕或靠墊有幫助嗎？

小喻剛到廣告公司當AE，忙碌的工作加上責任制的工作型態，讓她每天幾乎都超時加班。為了讓一整天活力滿滿，小喻每天午休時間一定會逼自己睡個午覺、小憩一下。這一睡，經常睡出脖子痠痛的毛病，嚴重時還會有抽筋的情況產生，反而讓她整天都不自在。

不是應該要有午休，之後工作才會更有精神嗎？但這一睡，讓脖子又更不舒服。小喻一直很納悶，到底該怎麼睡才是對的呢？

睡眠佔了人生三分之一的時間之久，睡覺姿勢不好，頸椎當然會不舒服。尤其是上班族要午休時、乘車想打盹時，到底該不該小睡一下呢？要怎麼睡比較好呢？

一般來說，趴著睡會對頸椎造成一定的負擔，無論是躺著還坐著都一樣。以小寶寶為例，有許多家長為了希望孩子的頭型漂亮，而讓寶寶趴睡，反而有猝死的風險；因為寶寶還不會翻身，鼻子悶住無法呼吸也不自覺。另外，睡久了還有可能因為頸椎長期呈上揚的姿態，造成頸椎輕微移位，壓迫到呼吸道中樞，進而阻塞呼吸器官。

成人因為肌肉群較強壯，加上每隔一到兩個小時就會自行移動、翻身，所以沒有這方面困擾。不過，大致上來說，趴著睡不是健康的行為，對脖子沒有好處。最好的睡姿還是平躺或側躺。

所幸，午睡時間多半只有十五到三十分鐘，影響沒有那麼大，但還是建議用個睡枕。一來可做為頸椎的支撐，二來也可避免頭部壓手，造成手臂的麻痺與痠痛。

另外，在車上或飛機上打盹時也一樣。相信大家都有這樣的經驗，睡醒時，發現自己的脖子好痠。因為脖子本來就要負擔頭部的重量，在車子的行進當中，脖子又會隨著車子走走停停的外力，一直來回不斷的震盪、停頓，

OK　坐在椅子上用頸枕靠著休息

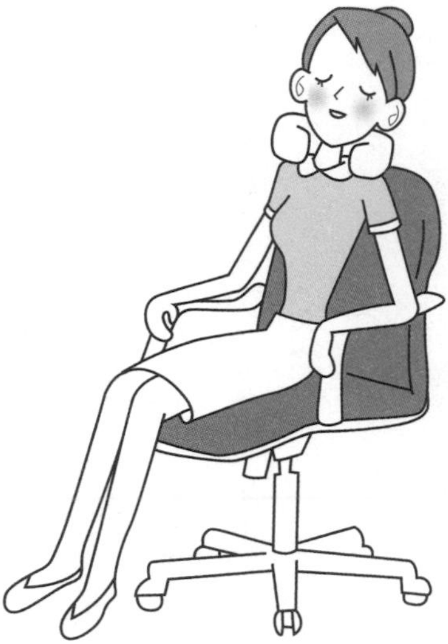

NG　趴在桌上易對脊椎造成傷害

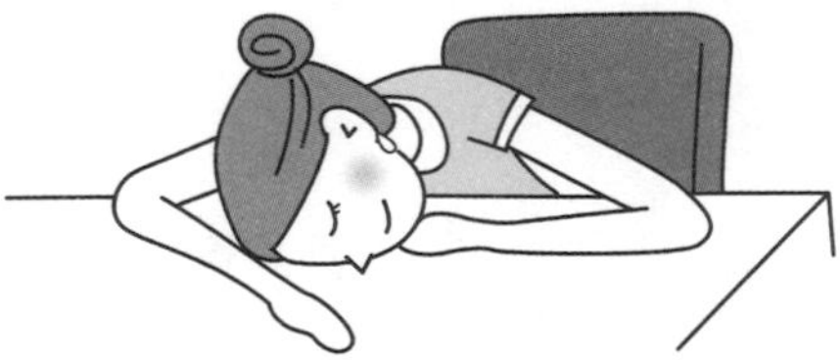

圖3-5　小睡片刻的正確與錯誤姿勢

脖子很容易因此受傷，所以搭車時能不要睡最好不要睡。如果非得睡不可，買個坊間常見的U型頸枕來固定脖子、避免震盪，具有一定的保護效果。

不只搭車，很多阿公、阿嬤坐在椅子上打盹，頭一直往前點，也會打盹出脖子的問題來。

建議大家，在家裡也要養成好習慣。儘量不要躺在床上看書報雜誌，也要避免躺在沙發上睡覺。為了在床上維持方便看書的姿勢，我們多半會把枕頭墊高。但這一墊高，頸椎彎曲的弧度變大，脖子呈現懸空的狀態。一旦頸椎、肌肉、椎間盤的壓力變大，痠痛問題自然跟著來！

也有很多人習慣把沙發的扶手當枕頭，躺在沙發上，一邊休息、一邊看電視。通常，把手與沙發的角度多呈九十度，頭靠在扶手上，脖子同樣會懸空，同樣有局部壓力變大的情形發生。如此躺越久，頸部受壓越大，不僅疲勞未消除，還加了頸部痠痛的問題。

其實不管在哪睡、何時睡，只要掌握住不要讓脖子懸空、不讓頸椎一直晃動的原則，適時的借重靠枕等小工具，就能避免頸部受到傷害。

復健科醫師小叮嚀：

人體的脊椎呈現微S形的曲線，趴躺睡覺時脊椎被往前拉扯，腰椎的改變弧度最大，也最容易受傷，所以一般建議能躺就躺。

如果腰部已經受傷了，在家睡覺時，也建議在腰部墊個靠枕，讓腰部有所依靠。或者也可以採取側躺姿勢，雙腳稍微彎曲，縮小拉扯的幅度。

6 開車時正確的姿勢為何？頭部後面需要有靠墊嗎？

亮亮是個來台北打拚的南部女孩，每當逢年過節時，她總是既期待、又害怕。期待的是終於可以回老家和父母見面；怕的是開車要開好幾個小時，到的時候往往肩頸都痠痛的不得了。輕微時，她貼一下貼布，痠痛就會緩減，嚴重時，還得看醫生吃止痛藥才能改善症狀。

其實，開長途車很容易造成肩頸疼痛，適度的休息是必要的。與其一路飆車回家，倒不如適時下車休息一下，順便稍微動一動肩頸、活絡一下腰部，痠痛的情況就會減少很多。

網路上流傳著一幅很有趣的畫，主題是人類的進化。圖畫前半段展示猿人慢慢進化，直立起來成為人類的過程；後半段則顯示人類因為科技演進，尤其是電腦的使用，慢慢又從直立的人類，演變成為屈身的猿人形態。這幅畫令人莞爾，卻也呈現出現代人的真實生活風貌。

人體頸椎的角度呈現向後微彎的弧度，但當我們做很多動作時，包括開車、打電腦，脖子的姿勢都是往前傾的。在這樣的情況下，肩頸的肌肉呈現收縮、緊繃的狀態。時間一久，從脖子到肩膀部位都會容易痠痛。

汽車的座椅，不論前座、後座的椅背都設有護頸頭枕，是為了要提供脖子支撐與保護。有時候，有些駕駛朋友會將座位椅背的護頸頭枕拆掉，這是非常危險的事。一旦碰到狀況，緊急煞車時，第一、二頸椎很容易發生「甩尾症候群」。

由於第一頸椎是環狀構造、第二頸椎是齒狀構造，一瞬間的煞車動作，頭會猛烈的甩動，很容易形成第二頸椎的斷裂，造成呼吸終止，甚至死亡。我們在很多動作電影當中，看到英雄用手臂環扣著敵人的脖子，用力一扭，嘎然一聲，敵人應聲倒地。如此造成敵人死亡的，就是第一、二頸椎的移位。

OK 上身微微後傾，背、頸、頭均接觸到座椅與頭枕。

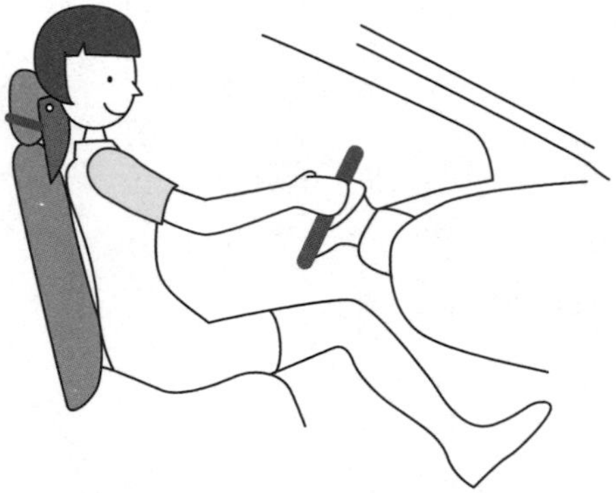

NG 身體前傾，背部整個懸空。

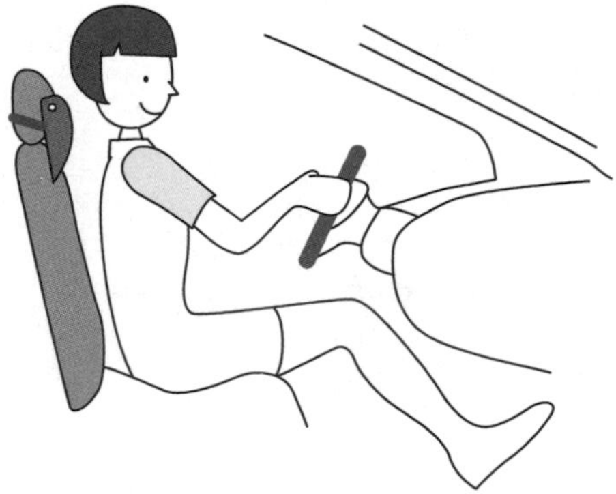

圖3-6　開車正確與錯誤的姿勢

除了瞬間的猛烈撞擊之外，長時間維持同一固定姿勢，也會對頸椎形成傷害。不論是打電腦或開車，坐在電腦或方向盤前太久，長期固定一個姿勢，肌肉會處於僵硬狀態，肌肉群無法輪替作用，也無法得到該有的適度放鬆。久了之後，不管是乳酸堆積、或是肌肉痙攣的狀況，都會刺激到脊椎周邊的神經，造成頸痛或頭痛的情況。

因此，建議大家儘量不要持續開長途車，非要不可時，最多一個小時就要下來動動脖子、伸展筋骨一番。以從台北開到高雄為例，高速公路上的休息站，差不多是一小時車程就設置一站的設計；只要行經休息站，就下去上個廁所，讓膀胱休息一下，也讓腰、頸身體各部位都能獲得休息。休息時間不需要很長，五到十分鐘稍微舒展一下，就會很有幫助。

首先，讓脖子輕輕往後壓二十度左右，維持這個姿勢十秒鐘。接著再往右傾維持十秒鐘、左傾維持十秒鐘。這時上肢可以隨著伸展，讓頸背肌肉群放鬆。整個過程不用很長，稍微活動一下即可。

我不建議大家用整個脖子旋轉的方式活動筋骨，尤其是有點年紀的朋友更不適合，很容易頭暈或反而扭傷。

復健科醫師小叮嚀：

有些開車族想讓手臂和腳都可以伸直，會把駕駛座椅背往後移。但其實，坐太後面，腳要用力伸直才能踩到油門和煞車。結果，為了想省力，屁股反而往前坐，如此一往前，背部就會懸空。久而久之，頸部、腰部都會疼痛。

所以最好的駕駛坐姿是不要離方向盤、油門和煞車太遠，如果座椅腰部沒有設計凸起處，也最好自行放個腰墊，讓腰部有所依靠。

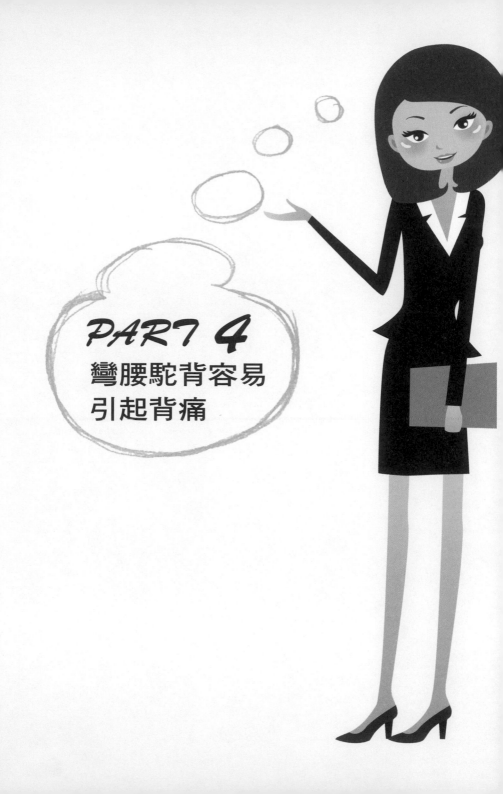

PART 4
彎腰駝背容易引起背痛

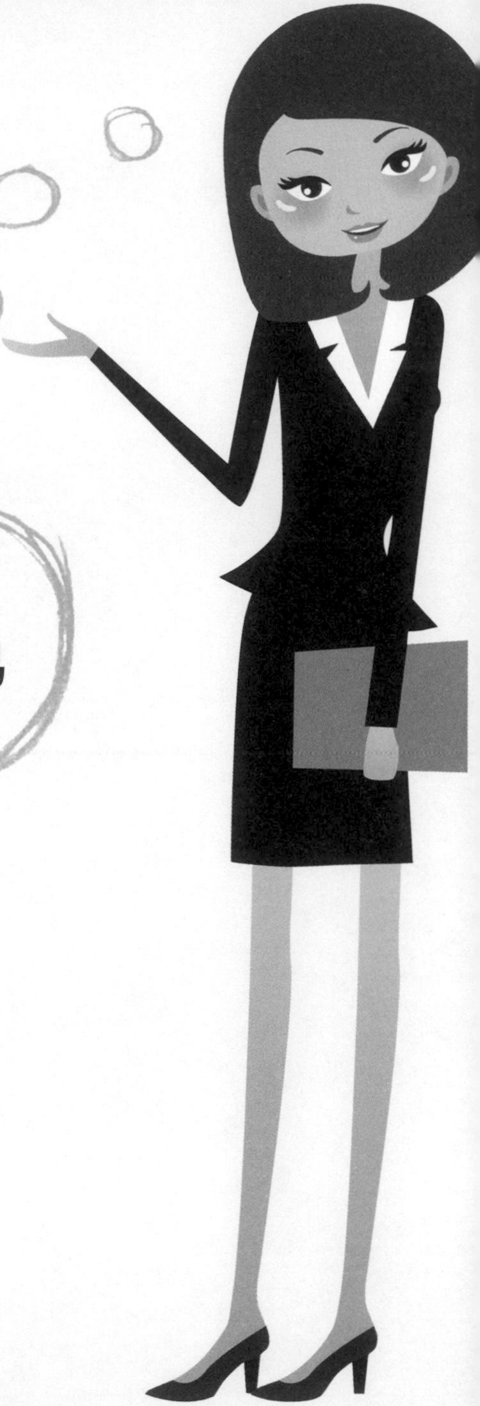

1 駝背的成因為何？嚴重的話會疼痛嗎？

有位憂心忡忡的媽媽帶著青春期的女兒前來求診。她說，女兒從小坐沒坐相、站沒站相，怎麼講也講不聽，日子久了，她也不以為意。沒想到，最近忽然發現女兒走路時背有點駝，她非常擔心女兒將來會越來越嚴重。

到底駝背是怎麼形成的？已經駝背了，還有辦法能挽救嗎？

相信很多人小時候一定曾被父母告誡：「走路要抬頭挺胸、腰桿打直、收下巴，將來才不會駝背。」的確，當頭一抬、胸一挺、腰一直、下巴一收，背部很自然打直，不容易有駝背的問題。

脊椎分為頸椎、胸椎、腰椎、薦椎與尾椎等部分。駝背，是頸、胸椎彎曲而產生的現象。通常，又可分為「姿勢性駝背」跟「非姿勢性駝背」二大類。

「姿勢性駝背」跟不正確的姿勢有關。長期姿勢不正確會造成胸椎的彎曲與變形。很多勞動工作者，需要長期蹲屈、彎腰、低頭，久而久之駝背就成形。

「非姿勢性駝背」原因很多，包含：

1.病態性駝背：通常為細菌感染所引起，最常見的就是肺結核感染。肺結核就是俗稱的肺癆。肺結核菌不只會入侵肺部，更會入侵骨頭，侵蝕椎柱或椎間盤，骨頭因而崩塌，形成駝背。

2.外傷性駝背：車禍或高處墜落等重力撞擊所造成的壓迫性骨折，是外傷性駝背的主要原因。壓迫性骨折如果沒經過確實的治療，或是一而再、再而三的受傷，就有可能形成駝背。

3.骨癌性駝背：癌細胞入侵骨頭，甚至脊椎侵犯，有可能產生病理性骨折，導致脊柱不穩定、駝背或側彎。

4.骨鬆性駝背：骨質疏鬆導致骨頭彷彿像海砂屋一樣被掏空，不只會讓人變矮，形成「老倒縮」，還容易引發骨折，形成駝背。

5.發炎性駝背：如僵直性脊椎炎，造成關節、韌帶部位發炎，在發炎疼痛期，病人常捲曲或姿勢不正，所形成的骨柱遂成彎曲狀，可因而造成畸型、駝背。

「駝背」本身並不會有任何感覺，大多是在患者本人不知不覺當中形成，經由他人提醒才驚覺。但也許有人會說：「不對阿！我的駝背明明就會痛。」事實上，疼痛的來源是由於姿勢不良，肌肉長期不正常緊繃或是痙攣所引發的。如果駝背太過嚴重，脊椎的彎曲超過百分之三十五時，會壓迫到心肺，使心肺功能出問題。

所幸，「姿勢性駝背」是可逆的。所以，孩子如有駝背傾向，媽媽不必過度憂心，只要隨時注意孩子姿態，提醒他調整姿勢，多做伸展運動，假以時日就可慢慢恢復正常。如果情況較嚴重的人，還能借助背部矯正帶，或者平日多游泳、拉單槓，都能調整脊椎，對背部的健康有助益。如果駝背情況很嚴重，就必須照X光，檢查是否有僵直性脊椎炎、壓迫性骨折等其他非姿勢骨折的情況。

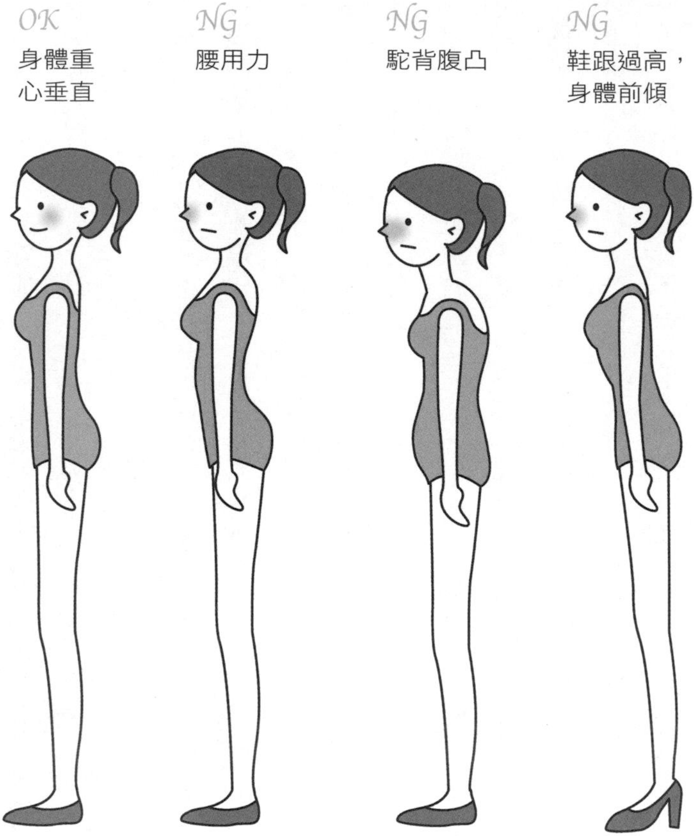

圖4-1　正確和錯誤的站姿

那麼有些駝背駝成將近九十度的公公或婆婆，究竟是怎麼一回事呢？其實這很多都是病態性的問題，多半是由骨質疏鬆症所引起，或者是脊椎長期反覆壓迫性骨折所造成。

羅馬不是一天造成的，駝背的形成更非一朝一夕，而是長時間的日積月累。如果身邊有朋友經常彎腰駝背，不妨適時予以提醒，記得隨時「抬頭挺胸、腰桿打直、收下巴」。

2 前肩痠痛通常是甚麼原因呢？要如何恢復？

大熊常常因為肩膀痠痛整夜反覆難眠，長期睡眠品質不好讓他有了熊貓眼，成了名符其實的大熊。為了解決這個問題，他什麼方法都試過——痠痛藥膏、按摩、熱敷……，情況卻絲毫沒有改善。

其實，肩膀之所以會痠痛，問題多半不在肩膀本身，可能是前肩胛骨出了問題。所以像大熊這樣只把注意力放在肩膀，根本沒找到痠痛真正的原因，自然也無法獲得真正的改善。

我時常遇到像大熊這樣，因為肩膀痠痛，卻怎麼都無法改善的患者。往往檢查過後，才發現是前肩胛骨出了問題。

肩胛骨分為前後，後肩胛骨又叫飯匙骨，也是古人所說的膏肓，在背部隆起的兩塊骨頭處。前肩胛骨位在鎖骨的下方，靠著三頭肌、肌肉、韌帶，連接並且控制著上臂關節的動作。一旦前肩胛骨痠痛的厲害，雙手伸展都將受到影響。舉凡梳頭、洗髮等看似簡單的日常動作，都會因為高舉或平舉雙手讓前肩胛骨產生疼痛。

不少人有前肩胛骨痠痛的問題，但除了車禍等意外造成的外傷，前肩胛骨鮮少有直接傷害。那麼痠痛感是從哪裡冒出來的呢？

一般來說，單是前肩胛骨痠痛較為少見，多半合併肩膀的痠痛。前肩胛骨的痠痛源並非在肩胛骨本身，而是其他部位有問題所引起的連鎖反應。主要的成因有以下兩大類：

第一、長期姿勢不良產生的肌肉痠痛所引起。

肩胛骨下方有條狀的肌膜、肌肉收縮區，這個部位如果長期姿勢不良，造成肌肉過度拉緊或伸張，就會讓整個肩胛骨產生痠痛感。這類的痠痛多半是辦公室坐太久，或維持固定姿勢太久所引發的，像是電腦玩家、鋼琴老師、工廠作業員都很容易有此類的問題。還好，它改善的方式很簡單，只要掌握「伸展、拉筋、熱敷」等原則，定時動一動雙手和肩膀，舒展前肩胛骨，情況就能改善。

第二、為頸椎神經根病變所引發。

多數前肩胛骨的疼痛感是由頸椎放射而來的。如果頸椎椎間盤軟骨病變，造成神經孔狹窄，引發的疼痛感通常會從頸部、放射到肩膀、上臂、前臂、雙手。有些情況比較嚴重的人，甚至連下肩胛骨、胸前下方都會感到疼痛。這個類型的肩胛骨疼痛比較棘手，得追本溯源從治療頸椎神經根病變著手處理，才能有具體、有效的改善。

大體而言，肩胛骨痠痛不是病，但卻有可能是其他疾病所引起的。而長期的疼痛也有可能引發嚴重的後遺症，比方胃食道逆流、心肌梗塞、類肩神經痛等問題都有可能發生。在治療不同種類的肩胛骨疼痛，問診要非常的仔細與小心。比方說是否曾劇烈運動？是否感到壓力、緊張？有沒有其他合併症狀？如果合併胃酸，可能已經引發胃食道逆流。如果疼痛伴隨著胸悶、疼痛位置又恰巧在左胸部位，就有可能合併心肌梗塞。這些都是治療上很重要的判別指標，唯有通通弄清楚、搞明白，才有辦法追根究柢的改善問題。

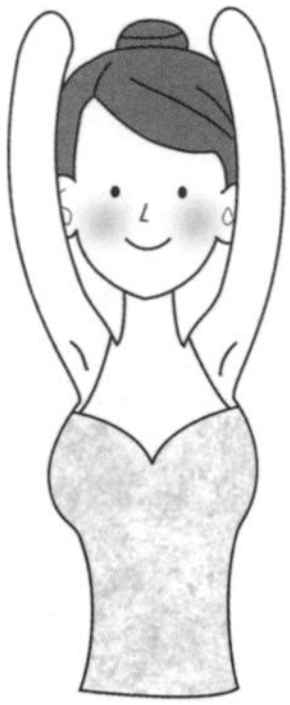

1. 兩肘抬起，手臂靠耳，上手臂垂直向後，放下抬起共5次。

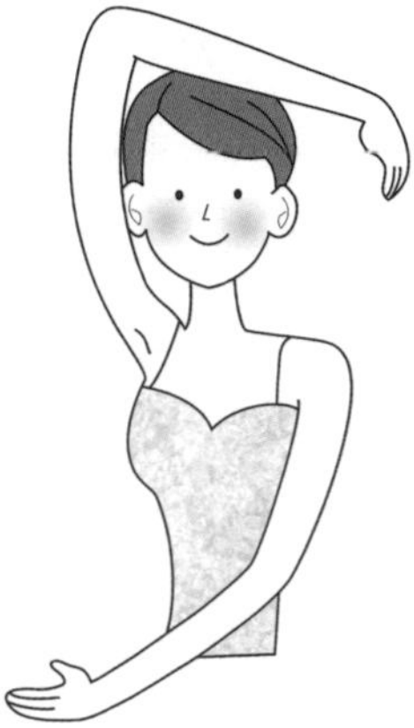

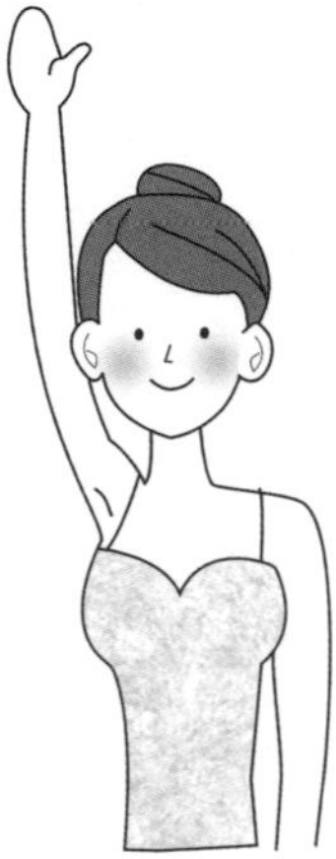

2. 一手抬起，上手臂往頭部彎曲，另一支手往另一邊伸展，二手交換各5次。

3. 單手往上抬，手掌打開儘量往上伸展，二手交換各5次。

圖4-2　肩胛骨伸展運動

如果你鎖骨下方的部位也有疼痛問題，下次就醫時要記得說是肩胛骨痠痛，也要說明是否有其他合併症狀，醫師才能找到真正病灶，解決惱人的痠痛問題。

3 坐著打電腦、看電視、看書時有標準的坐姿嗎？

從事網頁設計工作的小鈴，每天早上從一進公司到晚上下班，視線至少停留在電腦螢幕上八小時，雙手飛快在鍵盤上敲擊，右手還要不斷的操作滑鼠。長期下來，小鈴的頸部、肩部到手腕都痠痛不已。

反觀，跟他同部門的浩天，工作看似也沒有比較少，工時也與小鈴相當，卻從來沒有聽過浩天說過頸部、肩部或手腕有任何的不適。小鈴很納悶，這問題到底出在哪？

現代人的工作或日常生活，很少能完全脫離電腦，但也因為電腦的普及與長時間使用，形成了很多的文明病。在我的門診當中，就有不少因為長期使用電腦，而產生脊椎病變的病患。

不少病人常問我：「羅醫師，我很多朋友或同事，他們使用電腦的時間比我還長，為什麼我會痛，他們卻沒事。」我在想，這應該是他們的電腦、鍵盤和滑鼠都放在比較適當的位置，身體肌肉不用花太多力氣去配合電腦位置的運作，所以才沒有相關的後遺症產生。

正常頸椎的形狀呈現稍微往後仰的弧度。在我們打電腦的時候，如果電腦螢幕的位置太高，脖子很容易過度往後仰，造成肌肉緊繃與神經緊張。如果電腦螢幕太低，我們也很容易自然的把頭探出去，脖子、頸椎、肩部都會不由自主的拱起來，形成駝背的不正確姿勢。在頸椎姿勢錯誤、頸部、肩膀又過度緊繃的情況下，存在於頸椎之間的椎間盤與關節受力錯誤，久而久之，頸椎相關病變就會產生。

在打電腦時，我們應該把椅子往前挪，讓身體靠電腦近一些。同時讓螢幕放在座位的正前方，角度保持與眼睛的平視。另外，鍵盤的位置應該放在胸椎到腰椎的高度之間，這樣在使用電腦時，肩膀能自然下垂，雙手可以順勢放在鍵盤上。同時，滑鼠的位置也不宜太高，這樣才不會需要拱起手臂來操作。

看書的正確姿勢和打電腦的姿勢雷同。書的位置最好與眼睛平視，可以用個書架把書立起來，高度也不宜過高或過低。很多人習慣躺在床上看書，自以為這樣很舒服，其實卻是很不好的習慣。躺在床上根本不可能平視，所以不是脖子懸空，就是腰懸空，久了不是脖子痛、腰痛，就是背痛。

除了上述種種情況外，隨著智慧型手機和平板電腦的問世，也有很多人用出問題來。因為大家喜歡把平板電腦放在大腿上，低著頭操作介面，脖子、背部過度彎曲，脊椎受力過大，很容易造成椎間盤老化或突出。

無論是在看書、看電視或打電腦時的姿勢，道理都是一樣的，要特別注意書本和螢幕的位置。保持良好的姿勢，是避免脊椎、肩部痠痛的第一步。打電腦、看書或看電視每一小時，要記得休息五到十分鐘。轉轉頭、伸伸手、扭扭腰，或是上一下廁所，讓膀胱休息一下，也讓脊椎、肌肉與韌帶同步休息，就能避免腰痠及病變的產生。

復健科醫師小叮嚀：

打電腦時，螢幕中心點和下巴等高是最恰當的位置。這樣一來，眼睛可以平視螢幕，不用抬頭或低頭。而螢幕應該放在最中央，如果螢幕位置偏左或往右，頸椎也會跟著斜一邊，久了就會出問題。

常見大家把鍵盤放在桌上，這種高度會讓肩膀形成聳肩，鍵盤敲沒多久，肩膀也就酸了。鍵盤最好放在桌面下方的鍵盤架，這樣才讓雙手能自然下垂。滑鼠也別放在桌面上，最好放在跟鍵盤架差不多的高度，才能避免單邊的肩膀往上提。

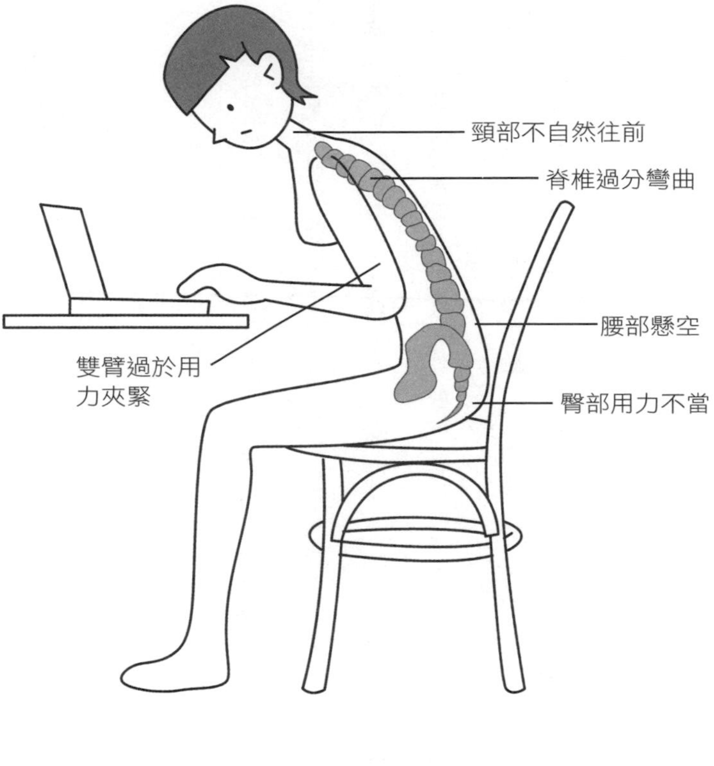

圖4-3　錯誤的打電腦姿勢

4 正確的走路姿勢為何？穿高跟鞋的壞處在哪？

莉莉是位時尚的上班族，每天總是踩著將近三吋的高跟鞋上班。長期穿高跟鞋的結果，雙腳腫脹、疼痛不說，連帶的背部也痠痛不堪。

我建議她，暫時別穿高跟鞋了。她卻說：「沒穿高跟鞋就好像沒穿衣服一樣，會讓我整個人不自在外加沒自信。所以，再不舒服我都要穿。」

其實，高跟鞋不是不能穿，但要慎選高度與款式，更要保持姿勢的正確，才能兼具美觀與健康。

站有站相、坐有坐相，而走路也要有走路的樣子。

走路時要抬頭、挺胸、收下巴、縮小腹，雖是老生常談，但卻也是避免走路走到腰痠背痛的好方法。除了身體的肢幹要保持直挺挺的外，眼睛的視線更要注意。常常看地上，不只無法注意到前方行人與來車，有安全上的疑慮，同時頸椎也會跟著視線彎曲、往後傾，造成受力過度。長久下來，從頸部開始、到背部，甚至腰部，都會因為肌肉緊繃形成痠痛。因此，行走時盡量保持眼睛的平視，保持頸椎處於正確姿勢，就是避免痠痛最簡單的方式。

很多女性上班族都有穿高跟鞋的習慣，高跟鞋鞋跟的高度，會讓足底與腳跟過度承受身體的重量，人的重心整個往前，骨盆腔因而向前傾，膝關節也會跟著前傾，形成類似懷孕婦女的狀態。姿勢不美觀不說，還容易腰痠背痛，甚至膝關節炎。

因此，穿著高跟鞋時、要特別注意姿勢的調整，讓重心放在人體正中央的垂直線，而不是往前。同時，也應盡量穿著軟底材質的，比較舒適合腳的款式。另外，為避免身體過度前傾，高跟鞋高度盡量不要超過五公分，跟愈高身體前傾的機會愈高，也容易摔倒。

穿著高跟鞋行走，在膝關節往前傾的情況下、腳跟形成踮起來的狀態，小腿後方的肌肉相對變短，不像平踩時那麼能夠支撐身體的力量；長期下來，小腿肚的肌肉會變得比較沒有力氣，膝蓋的受力也會變得過大，且容易受傷。所以，建議回到家脫下高跟鞋之後，要盡量做些伸展運動。

伸展的方式很簡單，先讓身體直立，接著讓上半身前傾二十度，膝關節微微往下半蹲再恢復直立。一直重複這樣的動作約五分鐘，就可以紓緩過分緊繃的肌肉與關節。

另外，在不同時機時也應該選擇不同的鞋款。一般走路，鞋款的選擇以舒適、軟材質即可。如果是慢跑，除了舒適外，還要考量鞋底的抓地力。登山、健行時，除了抓地力要好之外，更要有防潮、防濕、防打滑的功能。而打球或快跑時，腳一踩、一蹬，地心引力的反作用力會直接打在腳底，再往上到膝關節上，所以要選擇氣墊軟一點、能吸收反作用力的鞋款，以減輕膝部的負擔。

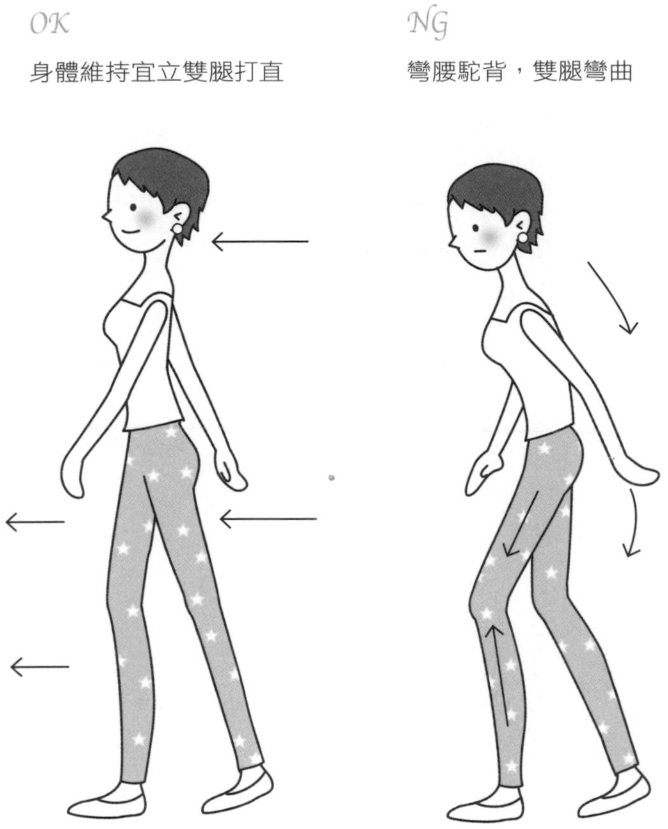
OK
身體維持宜立雙腿打直
NG
彎腰駝背，雙腿彎曲

圖4-4　正確和錯誤的走路姿勢

5 學生背書包哪種方式比較好？多重才適當？

元湘帶著就讀小學六年級的兒子安安前來就診。元湘說，這孩子動不動就喊腰痠背痛，但一到假日情況就大為好轉。原本元湘以為這是安安不想上學的藉口，並沒有太搭理他。最近，安安的肩膀痛到舉不起手來，元湘才發現不對勁。

安安班上也有二、三位同學這樣，怎麼會年紀輕輕，就動不動腰痠背痛呢？這是正常的嗎？還是上體育課造成的運動傷害？抑或是還有其他原因存在？

在我的門診當中，有不少父母帶著國小、國中學童前來就診的病例。這些孩子的父母都有一樣的疑問：「我平常又沒讓孩子做什麼家務，怎麼會腰痠背痛呢？」其實，大家都忽略了，孩子每天要揹著重重的書包上、下學，這書包的重量對頸部、肩部、背部、甚至腰部都造成很大的負荷。

孩童骨骼發育最快速的時期，女生是在十到十二歲，男生則是在十二到十四歲。偏偏骨骼發育最關鍵的時期，學業、功課也最繁重，每個人每天都需要背著重重的書包上學去。書包的重量很容易造成肌肉、韌帶的過度使用，並形成骨骼的負擔，進而影響骨骼的發育。

香港的研究指出，學童的書包最好不要超過體重的八分之一。奧地利也曾經做過類似的研究，指出如果學童需要走十五分鐘以上的路程才能抵達學校，則書包的重量還要再減輕，重量不宜超過體重的十分之一。大致上來說，一位體重三十公斤的學童，書包的重量應該要控制在三公斤到三點七五公斤之間。

至於書包的款式，雙肩背式的比側背式的好。側背款式當中，斜肩背又比單肩揹好。雙肩背式的書包，能讓肩膀、上背部平均受力，比較不會有單點受力過度的情況，肌肉韌帶也比較不會過度緊繃或受傷。如果非得用單肩式的書包不可，則建議採能分散重量的斜背較好。至於肩帶要選擇寬一點的款式，肩部的受力會比較小。另外，肩帶的長度要適中，肩帶長度越長，通常受力越大；但若肩帶太短，肩頸也會不舒服。

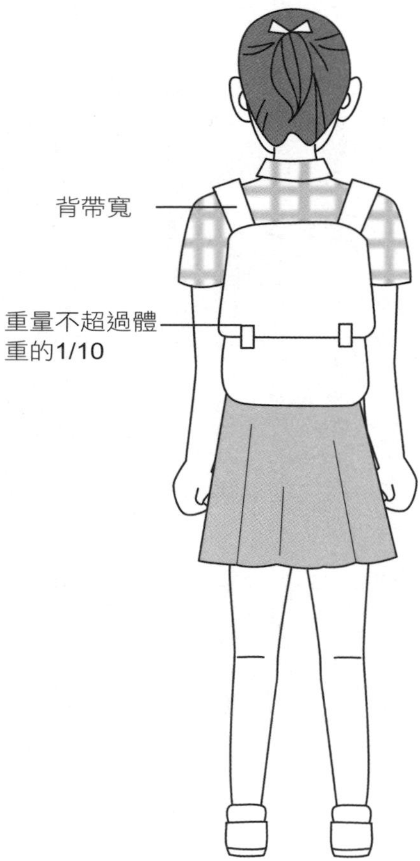

圖4-5　後背包的正確選擇與重量

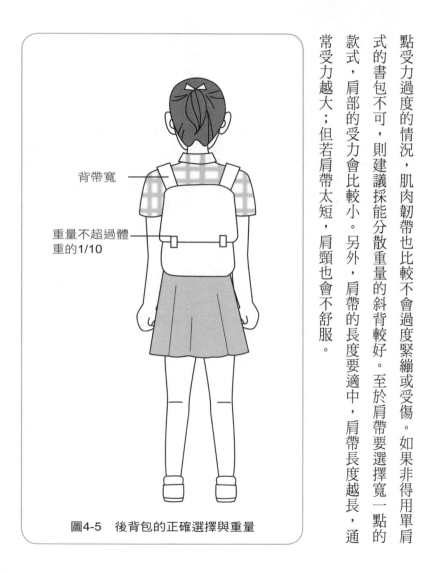

以側背式書包為例，肩帶的長度最好調整在腰際之間。有些家長會讓學童帶行李箱式的書包，我個人是不太建議的。行李箱式的書包雖然是用拖的，受力比較小；但學童拖著行李箱上下樓梯，其實很危險。再加上媽媽很容易在裡面放太多東西，反而讓重量加重，不見得安全。

而在書包材質上，則建議選擇比較輕盈的。早期書包多採用布料材質，雖然比較容易弄髒，卻是對脊椎健康卻比較好。現在很多的書包講求防水、耐用，多採用塑膠材質，反而笨重又對脊椎健康沒有好處。

學童每天這樣背書包上學，或多或少都會對頸肩背產生影響，痠痛在所難免。所幸，多半都只是肌肉韌帶痠痛的問題，不是病態性的疾病問題。只要適當的減少負荷，多運動訓練肌肉的強度，再加上適當的休息，問題應該就能迎刃而解。

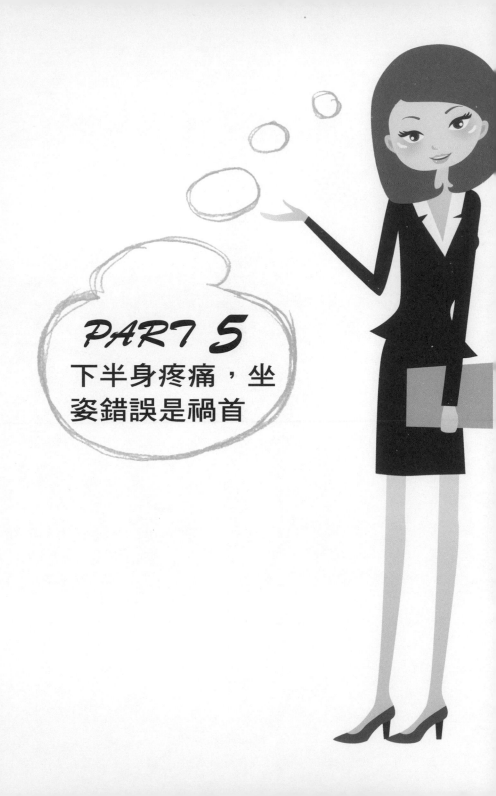

PART 5

下半身疼痛，坐姿錯誤是禍首

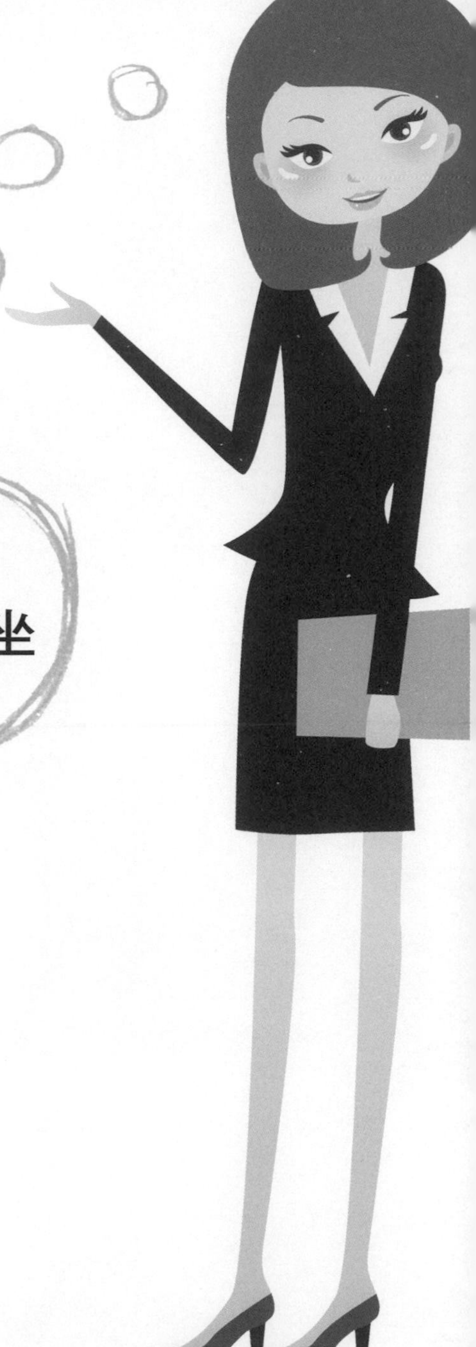

1 要如何選擇適合的沙發、椅子或靠墊？

菲菲近日深受腰疼所苦，痠痛感斷斷續續持續了半年之久，左思右想卻找不到原因。這些日子來，她既沒有做劇烈的運動，工作也稱不上過度勞累，但痠痛感就是一直存在。

日子久了，她不禁擔心身體是不是出了狀況？不然怎麼會無緣無故腰痠背痛呢？難道有可能是腰部病變或染上其他不知名的疾病嗎？

女性過了一定的年齡之後，常常會覺得這裡痠、那裡痛。其中最明顯的部位就是腰部。我常常聽到病人說：「我明明就不記得自己有扭到腰，還是做了什麼粗活，但沒來由的疼痛就是一直斷斷續續的存在著。」

其實，腰椎痠痛的成因通常不在腰椎本身出了什麼毛病，而是姿勢出了問題！人體的脊椎是一體的，就像是積木一樣，一塊疊著一塊。其中，只要一塊稍微傾斜，上面那塊也會跟著傾斜。也就是說，只要一個地方產生問題，全體都會跟著連動。長期姿勢不良，痠痛也跟著而來。

很多疼痛都跟生活型態有關，尤其是工作性質使然。一般上班族長期坐在辦公桌前，久而久之就容易形成頸椎痠痛；而勞動工作者因為經常搬動物品、家庭主婦長期蹲著擦地板，當然也容易形成腰部痠痛。

我曾經有位病患是新聞主播，由於播報新聞需要，總是長期坐得直挺挺的，上鏡好看的坐相背後卻是腰部、背部的長期懸空，伴隨而來的是肩頸、腰部長期痠痛。也難怪老一輩的人常告誡年輕人「站要有站相，坐要有坐相」。但到底什麼是對脊椎有益的坐相，座椅的材質又該如何選擇，可是大有學問在。

最好的坐姿是坐深入一點，讓整個背部、腰部依靠著椅背，上半身的重量若能自然的被椅背所支撐，就不會對脊椎過度施壓。不過，一般辦公室的座椅都有一定深度，專注打電腦的同時，身體很容易不自覺向前傾，背部一旦長期缺乏支持的力量，脊椎就會承受過度的壓力，痠痛因此產生。

姿勢之外，座椅的選擇也很重要。一般人認為板凳、硬椅子對脊椎不好，沙發才是比較健康的選擇，其實未必。座椅對脊椎的好壞與否並非取決於材質，而與是否符合人體工學設計比較有關。也就是說，順著身體曲線凹凸弧度設計的沙發是最好的，即使是木頭等堅硬材質的座椅也對脊椎有益。反之，即使是軟性材質，若太深或太低，一樣可能會對脊椎造成傷害。

值得特別注意的是，台灣人喜歡的美規沙發雖然又大器又漂亮，但並不符合台灣人的人體工學。尤其是東方人的腿長不比西方人，椅面深，想往後坐，腳就很容易搆不到地。為了腳踏「實地」只好往前坐、向前傾，身體自然靠不到椅背。其實選擇座椅最簡單的原則就是坐下時，背可以完全服貼椅背，膝蓋呈九十度的彎曲。但每個人的身型不一，的確很難有一張沙發或椅子是適合全部人的，這時就得運用靠墊了。

市面上很多靠墊都太大，撐在後面的厚度反而讓背離椅背更遠，為了要讓背靠到最後面，肚子過於突出，脊椎傾斜弧度過大。或者大靠墊讓椅面變淺，坐得太前面讓膝蓋過於彎曲，時間一久也易造成傷害。所以靠墊正確的厚度是，將雙手往後握住且背在腰間，呈「稍息」狀，這時雙手相握的厚度

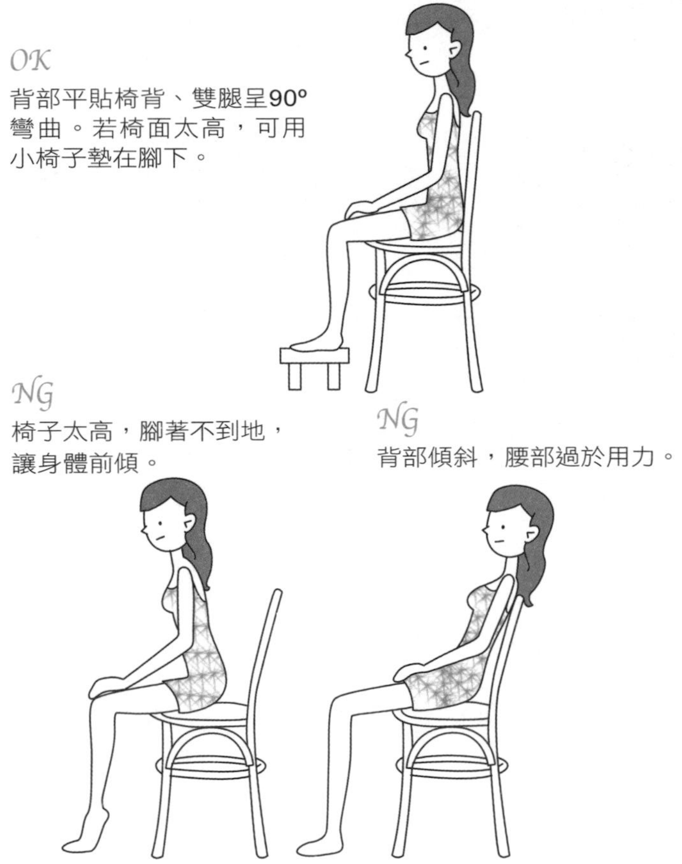
OK
背部平貼椅背、雙腿呈90º彎曲。若椅面太高，可用小椅子墊在腳下。
NG
椅子太高，腳著不到地，讓身體前傾。
NG
背部傾斜，腰部過於用力。

圖5-1　正確與錯誤的坐姿

就是靠墊最適合的厚度了。

除此之外，也切記不要坐太久。常聽到有些上班族女性說，坐太久會讓屁股變大；坐太久屁股會不會變大，我不知道，但同一個姿勢坐太久肯定對脊椎不好。因此不論是週間坐辦公桌打電腦，或是假日坐沙發椅看電視，要記得每個小時起來走一走、動一動。

除非有其他病徵，不然多數腰椎疼痛並非疾病引起，而是起因於長期的姿勢不良。與其在那窮擔心，不如好好調整自己的姿勢，或是控制時間不要久坐不動，有事沒事站起來活動筋骨，也許痠痛的狀況就會大幅改善。

復健科醫師小叮嚀：

別小看「翹二郎腿」這個姿勢，這樣的坐姿會讓骨盆傾斜，讓脊椎處於扭曲的角度；而一支腳壓在另外一支腳上，被壓的那隻腳的膝關節受力也很大。雖然是個小動作，但長期下來非常不利脊椎和膝關節的健康。

2 尾椎疼痛的原因是甚麼？是因為使用不當嗎？

翩翩最近靠近尾椎的地方突然疼痛起來，走路太快會痛、爬樓梯也痛、坐下來更痛，行動遲緩像老太婆一樣。白天痛就算了，晚上睡覺也痛，連翻個身都很困難，讓她睡也睡不著。

這到底是骨頭問題，還是神經問題？翩翩十分困惑。就連看醫生要看哪一科，她也都搞不太清楚？

人的脊椎由上而下依序為頸椎、胸椎、腰椎、薦椎、尾椎。通常，引起尾椎疼痛的原因為骶骨、尾骨本身或周邊肌肉疼痛，也有可能是骨盆腔發炎、泌尿生殖系統疾病以及癌症腫瘤所引的起假性尾椎疼痛。

尾椎本身不容易會疼痛，很多病人卻常指著尾椎部位說痛，主因在於那附近有很多肌肉、韌帶的附著點。前幾個章節曾經提到，脊椎像積木一樣，是一節一節疊上去，靠著肌肉的張力與支撐，人才能從四肢變兩肢，爬行變站立。而肌肉是靠著韌帶附著在骨頭上，多數的薦、椎骨疼痛都是來自肌肉與脊椎的附著點發炎，我們稱為筋膜炎。

而尾骨疼痛則有兩種可能：一是骨頭本身疼痛，二是周邊的肌肉、韌帶等軟組織疼痛。尾骨位在脊椎的最下端鈎起來的地方，是一個大的三角形骨，位置就在骨盆腔的後面、兩塊髖骨之間。尾骨可說是人類演化過程中，尾巴退化的遺跡器官組織，能夠承受的重量並不多，沒有實質功能，不太容易使用到，也不容易受傷。

所以，尾骨會痛並不一定是骨頭本身在痛，建議先照X光，弄清楚到底是尾骨本身受傷，還是周邊肌肉、韌帶等周邊軟組織受傷。通常疼痛較厲害的，多半是骨頭有受傷，可能是骨折或位移。即使這樣也不必太擔心，因為尾骨的功能不大，且回復大多良好，除了少部分長期疼痛無法改善的人之外，多數人不用特別手術治療。如果經X光判斷確定沒有骨折，那撞擊受傷的可能性會比較大，因而造成皮下組織，肌肉，韌帶等等軟組織發炎、受傷。而「假性尾椎痛」，則可能是骨盆腔發炎、腫瘤及泌尿生殖系統的疾病所引起。

如果是一般的肌肉、韌帶發炎，只要適當的休息就會好；急性時期用冷敷，慢性時期施以熱敷，再配合藥物即可。另外，平日也要注意不要維持固定姿勢太久，通常一個小時就要變化一下姿勢，讓不同的肌肉輪動，避免某部位的肌肉一直處於緊繃、某部位的肌肉一直在放鬆狀態。

若是椎間盤突出，則依情節輕重有不同處理方式。輕微的椎間盤突出，可以靠休息、按摩等方式稍微緩解疼痛。不過、椎間盤突出就突出了，壓到神經就是壓到了，疼痛可以緩解，但卻不會消失，只要坐起來或稍微使力，疼痛感就會加劇。解決的方法就是靠手術，清除外溢的椎間盤軟骨組織。

很多病人因為害怕癱瘓而拒絕動手術，害怕是人之常情。但嚴重的椎間盤突出如果太晚開刀，可能造成神經受損、部分組織的功能喪失，到時即使開了刀，也只能減輕疼痛，無法恢復神經受損造成的功能障礙。所以，我在這裡還是要呼籲大家要理性面對，千萬不要因為怕動刀，隨便嘗試偏方或民俗療法，造成延誤就醫，形成不可挽回的後果。

至於大家耳熟能詳的坐骨神經，其實並不位於坐下來的部位。坐骨神經位在第三、第四、第五腰椎和第一節薦椎的地方，整條神經形成坐骨神經。而坐骨神經痛，主要是由椎間盤突出造成的神經壓迫所引起。尤其以第四與第五節腰椎間，第五節腰椎與第一節薦椎間，是最容易引發疼痛的地方。因為脊椎骨是一節一節排列下來的，第五節腰椎與第一

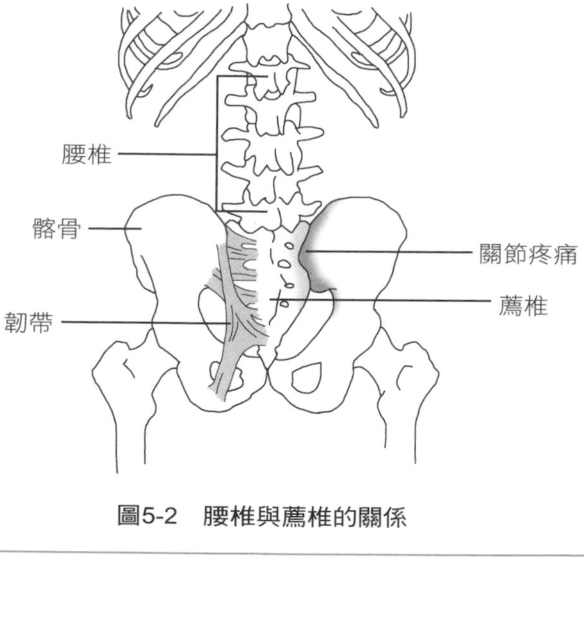

圖5-2　腰椎與薦椎的關係

節薦椎位在脊椎的最下方，受力最大容易產生椎間盤突出。另外，第四腰椎與第五腰椎，因為活動量，也容易因為老化而有椎間盤突出的情況。

3 懷孕婦女為甚麼容易全身疼痛？產後會有哪些後遺症？

孩子剛滿一歲八個月的筱昱，最近常常覺得腰痠背痛得厲害。有時候身上的痠痛還讓她輾轉難眠，整夜睡不好覺。她跟先生埋怨，一定是婆婆幫她做月子沒做好，才會讓她留下腰痠背痛的後遺症。後來，問了醫師才知道，懷胎十月對女性的身體影響很大，而且，月子做太好，反而有可能讓情況加劇！

不過是生個孩子，怎麼會對身體有那麼大的影響呢？到底月子要怎麼做才對阿？

「媽媽的恩情比天高！」先不論養兒育女有多辛勞，事實上，光是孕育生命、懷胎十月，對女性的身體就會造成很大的負擔與傷害，更有可能留下一輩子如影隨形的後遺症。

就像前幾章所說的，人體就像一棟建築物。如果說脊椎骨是鋼筋，那麼肌肉、韌帶就是水泥。原本鋼筋與水泥各司其職，一起支撐整個建築物，但當水泥，也就是肌肉、韌帶的強度，隨著使用時間越長或懷孕被撐開而變差時，鋼筋，也就是脊椎骨的負擔即越來越重。所以肌肉狀況不佳時，脊椎的負擔會增加，受傷的機率相對變大。這也是懷孕婦女的腰椎容易痠痛的原因。

隨著孕期時間，孕婦的肚子會慢慢被胎兒撐大，腹肌的彈性與強度也漸漸減弱。而日漸增大的肚子，為了避免身體前傾，更需要往後的支撐點，這一前一後的拉扯力道，會直接傷害在脊椎骨上，尤其是腰椎的部位。

且為了維持姿勢的正確性，背肌必須不斷收縮，將重心往後調整，才能維持姿勢的正確性，抬頭挺胸的走路。所以當背肌長期收縮時，慢慢的就會有腰痠背痛的現象產生。

不僅產期間如此，產後婦女多有「做好月子，可以改善體質」的迷思，能吃就吃、能睡就睡、能不要動就不要動等的坐月子習慣，反而使腰痠背痛的症狀更厲害。因為腹肌沒有運動，恢復狀況不佳，強度不夠、彈性不好，背肌就得負荷更多的重量。原本想調養生息，卻造成反效果。反觀歐美婦女沒有坐月子習慣，生產過後一至兩天就恢復日常活動，甚至開始運動，背脊、腹肌經過運動的訓練，就能慢慢恢復強度，腰痠背痛的現象也比較少見。

再加上生完孩子後，還要抱小孩，日漸變重的小孩，抱在前面就如同孕期一直持續，背肌的負荷持續增加。而腹肌又因為剛生完孩子強度變弱，雙重因素之下，讓背肌、腹肌、脊椎、關節都受到影響。

那要如何改善懷孕期或產後的痠痛呢？

1.在孕期時可以借助托腹帶等用品。藉由拖腹帶強化背肌的強度，讓脊椎避免過度拉扯。

2.平時要保持運動的習慣。生產過後也要嘗試多活動，有運動才能保持腹肌的彈性與強度，腹肌也才能協助背肌，一同支撐身體的重量。相對破壞腹部突出，過於負重，易引起腰椎疼痛。

背部後傾，過於用力，易引起背脊疼痛。

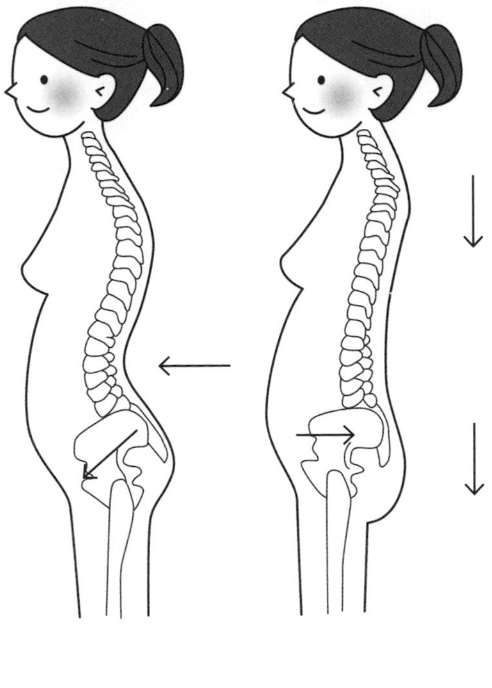

圖5-3　懷孕婦女由站姿引起的疼痛

的機會就變小。

3. 抱小孩時，千萬別站著、抱著搖。這樣負重太大，肩膀、腰部都會出狀況。比較好的方式是坐著抱，並讓背部、腰部有所依靠與支持，才能減輕負擔、避免疼痛。

所以說，產後腰痠背痛，多半是懷孕過程所留下的後遺症。與其怪月子沒做好，不如在日常生活中多注意，多做運動鍛鍊肌肉強度來得實在些。

4 腰椎間盤突出是怎麼引起的？有甚麼症狀嗎？

才二十出頭的品瑄，深受排便問題所苦。便祕時沒有力氣排出來，拉肚子時又憋不住。一開始以為是肛門收縮有問題，後來才發現是椎間盤軟骨組織突出。當初因為害怕開刀，太晚就診，造成大塊的椎間盤突出，嚴重壓迫神經，即使後來不得已還是動了手術，但已錯過黃金治療期，功能恢復得有限。

究竟什麼是椎間盤突出？椎間盤突出又會怎樣？這個問題很耳熟，多數人卻不明究理。

身體之所以能前傾後仰、往左向右，主要是因為脊椎像積木一樣，每節每節的疊起來。在每一節脊椎之間，有一塊叫做椎間盤的軟骨組織，如果沒有它居中支撐和緩衝，骨頭和骨頭很容易因為摩擦、撞擊，進而造成損壞。

椎間盤軟骨組織的構造類似圓盤，中心部分叫椎間盤髓核，形狀像極了果凍，含有豐富的水份，被纖維環一層一層的包圍住。椎間盤髓核的水分會因年紀越來越大而逐漸減少，周圍的纖維環也會漸漸失去彈性、變得鬆垮。老化的纖維環還是得不斷的運作，當受力超過纖維環本身所能承受的負荷，纖維環就會產生變形、移位或破裂，裡面的椎間盤髓核就會跑出來，壓迫到附近的脊髓與脊神經，這種情形就稱為「椎間盤突出」。

跑出來的髓核壓迫到的位置不同，產生的症狀也不同。一般來說，最常出現椎間盤突出的部位就屬頸椎間盤與腰椎間盤。頸椎間盤突出前面章節已經談過了，現在我們就把重心放在腰椎間盤上。

腰椎間盤突出的症狀，通常先從下背痛開始，然後是臀部，接著蔓延到大腿後外側及足部，刺痛感與麻木感會沿著坐骨神經分佈區域散播，這就是俗稱的「坐骨神經痛」。它惱人的地方在於有時只要稍微的咳嗽、打噴嚏，甚至是上廁所太過用力，都會因為神經承受到更大的壓力而痛上加痛。

麻煩的還不只是疼痛，一旦腰部椎間盤突出，脊椎無法完全執行命令，尷尬的問題就陸續發生。很多男性患者憂心忡忡的問：「羅醫師，我腰部椎間盤突出的毛病，會不會影響到性功能？」雖然心裡很想安慰患者，但答案卻是肯定的。腰部椎間盤出了問題，很多動作都會因此受侷限，無法完全隨心所欲，當然有可能會導致性功能障礙。

另外，如果突出的情況很厲害，連排便都受到影響。當排便排不出來時，自然需要更使力擠壓，椎間盤突出的疼痛也會因此加劇；因為椎間盤突出疼痛加劇而不敢用力，便祕的情況也就越形厲害，如此形成痛苦的惡性循環。

有些人下背部疼痛，不知道是椎間盤出了問題，到國術館推拿，想把它「推」回去，其實是緣木求魚！推拿對於紓緩肌肉、韌帶、關節的疼痛有效，但對解決椎間盤引起的疼痛一點效果也沒有。因為「髓核」都已經突出壓迫到神經了，當然不是「推」能推回去的。

臨床上像品瑄這樣腰椎間盤突出卻延誤就醫的病人很多，主要原因都是擔心開刀會癱瘓而不敢看醫生。前一陣子，還有位七十幾歲的老先生，從苗栗上台北就診，他的症狀非常明顯，從腰部、左側臀部、大腿一路痛到腳，一年多前就被當地醫院診斷是椎間盤突出，並建議他開刀。為了逃避開刀，這一年多來老先生試過非常多的民俗療法，花了一百多萬，絲毫沒有好轉，直到情況相當嚴重了，才來找我。現在就算開刀，也只能減輕疼痛，無法完全解除。

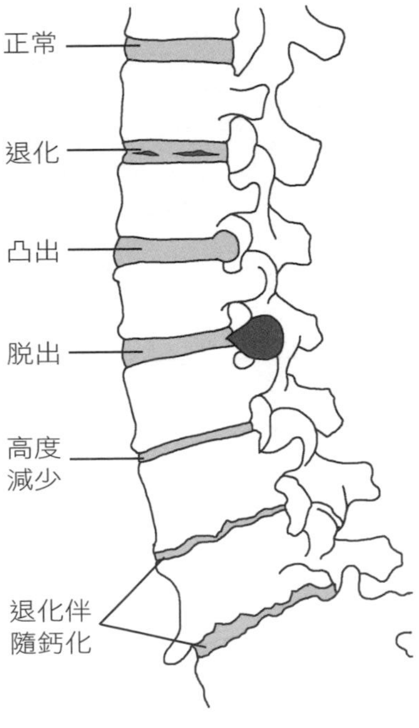

圖5-4-2　椎間盤病變

我要特別釐清二個觀念：

第一個觀念是椎間盤突出的診斷，不是光憑X光就可判別，因為肉眼無法清楚察覺。除了臨床症狀以外，一定要結合影像學的檢查，如核磁共振、電腦斷層。

第二、嚴重的脊椎盤突出是無法用拉腰、整脊等方法推回去的。症狀輕微的椎間盤突出固然可以藉由臥床或是借助背脊矯正帶矯正姿勢，增加背脊強度，慢慢的予以修復。但如果是情況嚴重的，就需要藉由手術處理，開刀把壓到神經的軟骨切除，才能解除、緩解疼痛。如果太晚開刀的話，因為神經受到壓迫過久，血管無法作用，無法輸送養份及氧氣，神經組織就會受損。

脊椎盤突出的發生，通常是無聲無息的，一有疼痛就要提高警覺，做出最適切的治療，別讓小疼痛演變成大問題。

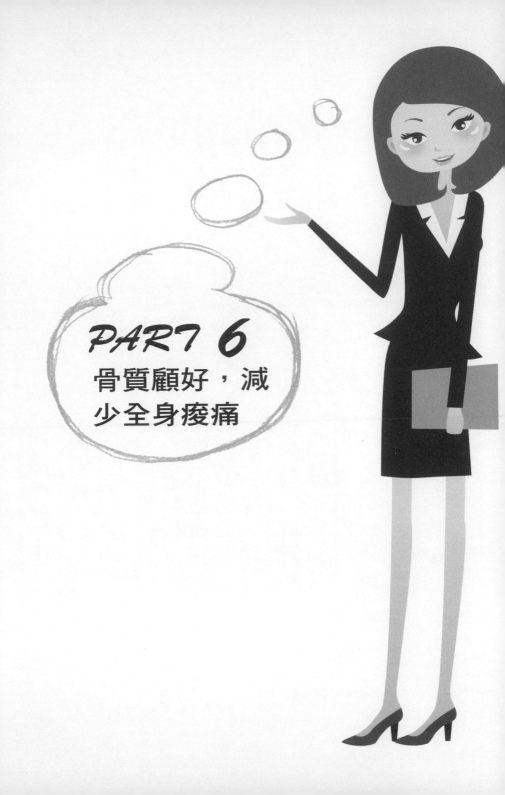

PART 6
骨質顧好，減少全身痠痛

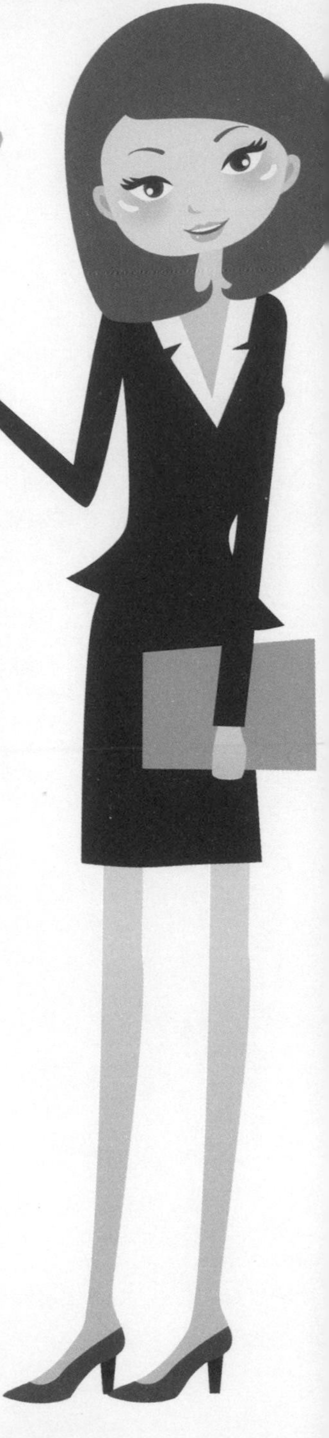

1 骨質疏鬆症的症狀與後遺症有哪些？

小雲的媽媽是全職家庭主婦，身體一直都很硬朗，家中整潔大小事務，全部都由她一手包辦。平時看她身手都很靈活，沒想到擦窗戶時一不小心從凳子上摔下來，竟然摔成髖關節嚴重骨折，臥床休息好久。

小雲實在很納悶，這凳子高度不過三十公分，怎麼會這麼嚴重？後來骨質密度測量的檢查報告出爐，大家才赫然發現，原來媽媽有很嚴重的骨質疏鬆問題。

「身體」的這棟大樓，需要造就鋼筋的鐵來支撐，而「骨質」就是鐵。如果鐵的成分充足，鋼筋自然粗壯厚實，大樓自然也就牢固穩當。所以，如果骨質成分不足或不佳，骨頭也容易變得鬆散易垮。

骨骼是有生命的堅硬組織，靠著「破骨細胞」和「造骨細胞」的交替作用，一輩子不停地進行「換舊更新」的工程。一方面，破骨細胞負責分解骨骼，將鈣質釋放至血液中提供身體養分所需；另一方面，造骨細胞負責將血液中的鈣質存放至骨骼。破骨細胞和造骨細胞對人體內鈣質的平衡扮演很重要的角色。

在成長階段的兒童和青少年時期，造骨細胞的活動略高於破骨細胞，藉此來增加骨質。大約在二十五到二十八歲之間，造骨細胞和破骨細胞的活動趨近於相

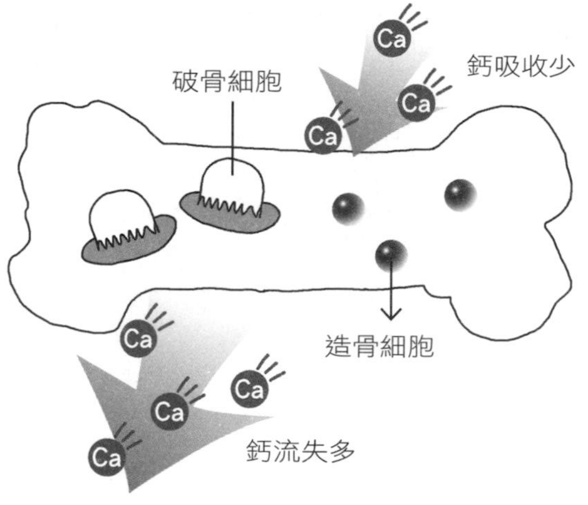

圖6-1　骨質疏鬆的成因

當，骨質生成和流失達到平衡。在二十八歲之後，骨質流失的速度開始略大於生成。尤其是更年期之後，破骨細胞的活動遠不如造骨細胞，骨質每年以百分之七的速度流失，漸漸形成骨質鬆動化，也就是大家常聽到的骨質疏鬆症。尤其是國人鈣質吸收不足，不愛運動，又因一白遮三醜的觀念盛行，能不曬太陽就不曬，骨質疏鬆情況更為嚴重。

「骨質疏鬆症」原文為Osteoporosis，意思就是佈滿孔隙的骨骼。骨骼裡的孔隙是因為骨頭裡的鈣質逐漸流失，內部骨質變單薄後形成的。有人曾經形容患有骨質疏鬆症的骨頭，就像海砂屋一樣，外表看起來和一般房屋沒兩樣，卻因為結構中空疏鬆，不再有能力承受日常活動造成的身體負荷，一旦遇到重力和撞擊，隨時有可能毀損、崩塌。

骨質疏鬆症（簡稱骨鬆）是一種隱性的疾病，不痛、不癢，幾乎沒有任何症狀，病人不易察覺。通常是等到跌跤、摔斷腿、骨折了，才發現事態嚴重。

由骨鬆產生的骨折，最常發生的部位是脊椎、髖關節以及手腕。脊椎壓迫性骨折很容易造成駝背、痀僂，也容易影響呼吸系統，以及腸胃道系統的正常運作，甚至造成癱瘓或不良於行。

而根據臨床統計，發生臀部骨折的婦女，相關功能能回覆到骨折前的比例不到一半。另外，因骨折臥床三個月而發生併發症死亡的，高達百分之二十，比許多慢性病的死亡率都來得高，所以千萬要注意。好在，骨質疏鬆症是可以預防、修復和治療的。

而手腕骨折則多半是因為跌倒，手部本能性的去支撐整個身體而造成，當然運動過度、車禍、或重力撞擊也很有可能導致。但一般容易以為是肌肉拉傷而貿然冰熱敷或按摩，有可能造成軟骨磨損。所以如果症狀為痛、腫或骨破裂、手腕變形，骨折的機率較大。必須將脫位處移回，再用石膏固定，嚴重的話才需要開刀。

要避免骨鬆，在日常生活的預防方面，可以從「多運動」、「多曬太陽」、「多補充鈣質」幾個面相著手。

1.多運動：運動能使骨頭活化、新生。不過，並非所有運動都有助益，只有與大氣壓力互動的運動，才對骨頭的生成有幫助。以游泳為例，它對訓練肌肉大有幫助，但卻對改善骨鬆幫助不大。想要活動活化、新生骨頭，就要選擇能與地心引力與大氣壓力互動的運動，例如走路、慢跑、騎單車、體操和划船等。

2.曬太陽：維持維他命D的血濃度，能讓鈣質順利吸收，是減少骨質流失很重要的措施。不過，維他命D的補充不易，多曬太陽，維持每日日照一到二十分鐘，可增進體內維他命D的合成。

3.多補充鈣質：髮菜、紫菜、黑芝麻、小魚干、蝦米、蝦仁、小魚、牛奶和吻仔魚等，都是富含鈣質的食品，應盡可能多多攝取。

骨質疏鬆幾乎沒有任何症狀，除了平日預防之外，按時檢查格外重要，尤其停經婦女更要年年檢查。一般的X光檢查要到骨質流失百分之三十以上才看得出異常，至於超音波的準確度更是有限，因此我們通常不把這兩項拿來當做判別骨質疏鬆症的標準。目前比較準確的的骨質密度測量法應該屬「雙能量X光吸收儀DAX」，舉凡腰椎、髖關節、大腿骨容易骨折的地方都能確實檢查到。

一旦檢查出有骨質疏鬆症，也不用太過緊張，除了生活起居要多注意外，現在已經有藥物可以治療。目前主要的骨鬆用藥有兩大趨勢：一類為破骨細胞抑製劑，主要機制為減低破骨細胞的速度；另一類為造骨細胞促進劑，加快造骨速度。只要早期發現，早期治療，就可以有效避免骨質疏鬆症所引起的多種危機。

2 骨刺是如何引起的？一定要開刀嗎？

黃伯伯的骨刺長了很多年，一直遲遲不敢開刀，後來疼痛感與日俱增，疼到他半夜都睡不著覺，只好硬著頭皮開刀把骨刺清除了。沒想到好日子才過了二年，原先長骨刺的地方又有隱隱約約的疼痛感，照了X光之後，赫然發現多長了好幾個骨刺，他說想要開刀一次把所有骨刺全清除，以杜絕後患。

其實，骨刺人人都會有，只要有骨頭，就會有骨刺。嚴格來說，骨刺是不會痛的，痛得多半是椎間盤軟骨突出壓迫到神經，所以並不是所有的骨刺症狀都需開刀。

在骨頭與骨頭之間，有個叫椎間盤軟骨的韌帶組織，負責連接兩塊不同的骨頭。當椎間盤軟骨，因過度受力造成磨損、破壞，促成骨頭本身產生修補，進而造成鈣質沉澱、韌帶骨化，產生骨化的地方就叫做骨刺。

骨刺是一種自然老化的現象，一旦長骨刺就表示這個人的脊椎已進入老化階段。不過，骨刺並不是老年人的專利，反覆活動或不適當的運動，也常會使關節骨骼及韌帶組織過度磨損，進而長出骨刺。

即便是年輕人如果長期的久坐、久站，再加上姿勢不正確，也很容易讓脊椎提早老化，年紀輕輕就有骨刺的案例也不在少數。像是家庭主婦、老師、電腦族、工廠作業員等等，都可能因為過度使用及使用不當，造成椎間盤軟骨過度磨損。因此，骨刺可以說是每個人都可能發生。

骨刺的形成是日積月累，非一日蹴成的，而且幾乎人人都有骨刺。絕大多數的骨刺長在椎體的前緣，由於這個部位沒有神經，即使長了骨刺，患者本身也不會有疼痛感。少數的骨刺長在椎體的後緣，由於這個部位充滿神經，骨刺的形成會使椎間盤變窄，如果合併椎間盤軟骨突出的情況，就會壓迫到神經，慢慢的有疼痛、麻痺、肌肉無力等症狀。

只有少數骨刺會引發神經疼痛，因此不一定非要開刀處理不可。如果痠痛源真的來自於骨刺生成，但症狀只有輕微的酸麻、疼痛，可以考慮先服用消炎、止痛藥減輕症狀，或是用物理復健治療。一般來說，情況要嚴重到會影響生活品質，才考慮用手術治療，將突出的椎間盤軟骨去除。

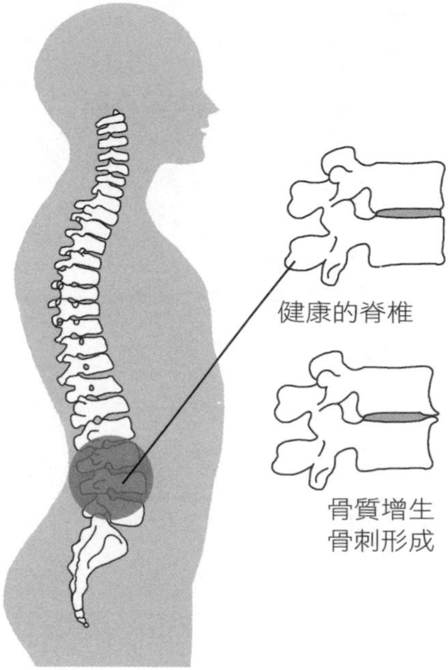

圖6-2　骨刺形成圖

不過，骨刺並不是經過手術清除之後，就一定不會再長出來。平日還是要多加注意骨骼的保健。

首先，要盡量維持正確的姿勢，避免粗重的工作。站要有站相、坐要有坐相。站的時候，要抬頭挺胸、縮小腹，將背部打直；坐的時候切記腰部不要懸空或前傾。同一個姿勢維持超過一個小時，就必須變化姿勢，適時活動活動筋骨。

另外，最好能養成規律的運動習慣，游泳、腳踏車、有氧運動，都能增加肌力，減輕脊椎的負荷。

日常生活飲食對骨刺的預防也有幫助。多攝取富含抗氧化劑以及膠質的食物，對骨刺的預防保健很有助益。

當然，體重過重對關節、脊椎都會造成很大的負荷與壓力，如果能維持理想的體重，骨刺發生的機率相對的也會比過重的人來得低。

只要確實做好上述所說的「正確的姿勢、適當的運動、均衡的飲食、維持理想體重」就能大大降低骨刺的發生。

3 骨折的成因為何？除了重大撞擊之外，還有其他原因嗎？

有一位金山的阿公身形相當瘦小，身高約莫只有一百五十公分。平日在市場販售豬肉，閒暇時還會種種田。有一次家裡的耕耘機忽然不動了，他彎下腰檢查問題出在哪，腰才往下一彎，就聽到「咯」一聲；原來，這小小的動作，讓他腰椎骨折了。恢復後三年，阿公早把骨折的事拋到九霄雲外，每天又過著扛豬肉、下田耕作的生活。某一天，阿公又如往常一樣把豬肉往身上扛，一樣的「咯」一聲，阿公又再一次骨折了。現在阿公「老倒縮」非常嚴重，身高剩下不到一百四十公分，身形再也無法恢復。

像是阿公這樣不是由強力撞擊所造成的骨折，多半是屬於骨折疏鬆症所造成的，而且如果沒有加以治療以及注意日常習慣，很容易一而再、再而三發生。

骨折，顧名思義就是骨頭的斷裂。當骨頭承受了超過本身能夠承擔的壓力，突然之間失去了它的連續性，分裂成兩塊以上碎段，就稱之為骨折。骨折又分為開放性骨折與封閉性骨折。骨頭穿出皮膚的斷裂稱為開放性骨折，若是受到壓迫或是用力過大就會形成粉碎性骨折。

骨折發生的原因有很多，主要包括「強力撞擊」、「骨質疏鬆」與「骨質發育不良」等等。其中，骨質疏鬆症造成的骨折最常見，尤其老年人的案例更是屢見不鮮。骨質疏鬆引起的骨折最常發生在腕部、髖部、脊柱、肩部等。一旦骨折，受傷部位附近的軟組織會腫脹與骨折處發生磨擦，末梢神經也會因為受到刺激而劇痛。所以，適當的固定最為重要，可以減輕病人的疼痛與傷害。

骨折的處理方式可以採用石膏、活動支架及手術等方法，並不複雜與困難。但因為骨折是大家常聽到的疾病，也不會立即危害生命，外加上需要長期的康復時間，所以骨折照護常常被忽略。如果不謹慎處理，一不小心就會產生很多的問題，例如：感染、癒合不良、關節僵硬、肌肉萎縮的症狀，甚至背痛、食慾不振、以及心肺功能問題等等。

骨折治療後的保健也很重要，通常在受傷或手術之後的兩天內，可以先在患處施以冰

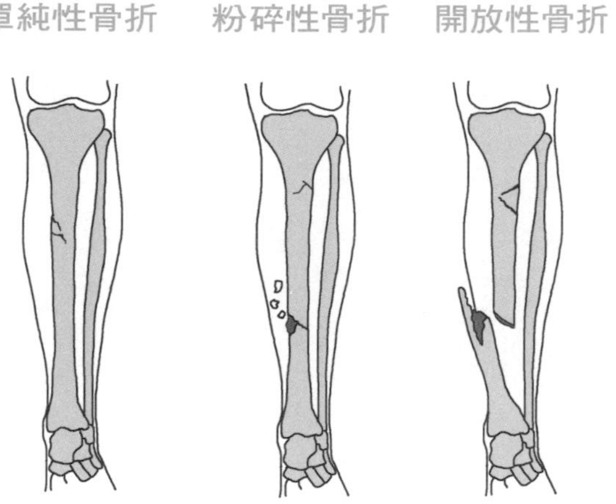

圖6-3　骨折的種類

敷，以減輕疼痛與出血的情況。兩、三天之後再開始熱敷，藉以增加血液循環、減輕腫脹，紓緩肌肉及關節。同時，最好能做些簡單的活動，預防肌肉萎縮、維持肌肉強度與關節的靈活。在飲食方面，要多增加熱量、蛋白質與鈣質的攝取，以補充流失的營養，並且促進骨頭及傷口的癒合。

因為骨質疏鬆所引起的骨折，發生了一次，可能就有第二次、第三次，與其日後治療，倒不如做好事前的預防。預防方式需要從營養攝取、運動習慣、日常生活，以及居家環境四大面向做起。

首先，在營養攝取方面，要多多攝取含鈣的食物。如果已檢查出有骨質疏鬆的情況，就要及早使用骨鬆用藥治療。

其次，要養成運動習慣。也許有些患有骨質疏鬆症的人會擔心運動太危險，但事實上運動有利於身體協調，透過運動可改善身體平衡、增強體力，反而可以降低摔跤的機會。

最後，居家環境也要盡量保持明亮與整潔，減少地板的障礙物，這些都可降低摔倒的機會。

4 脊髓如果遇到撞擊是否容易半身不遂？要如何保護？

前總統夫人吳淑珍、已故好萊塢演員超人克里斯多福李維，這些人都是因為脊髓受到傷害而半身不遂，甚至全身性癱瘓。這些癱瘓個案在我們心目中留下太深刻的印象，以至於一般人只要聽到脊髓出了問題，多半能拖就拖、不願積極治療。

很多病人憂心忡忡地問我：「醫生，我的脊髓問題，會不會沒動手術沒事，一開刀反而會半身不遂。」其實，脊髓造成癱瘓的情況很複雜，像是某知名歌手的半身癱瘓是因為胸椎長了腫瘤，壓迫到脊髓神經所造成，不管有沒有動手術到後來都可能癱瘓，並非全然是因為脊髓手術失敗所導致。所以，我要呼籲大家，脊髓動一髮而牽動全身，一有問題需要儘快就醫，切莫因為不想動手術而延誤治療。

脊髓本身是個狀似豆腐的軟組織，結構非常的脆弱，靠著外面的脊椎骨保護著。脊椎骨屬於硬結構，裡面是脊椎管，而脊椎管裡面就是脊髓、脊神經。如果沒有脊椎骨的保護，只要我們彎個腰、一跌倒、或是一衝撞，脊髓就會就很容易損傷，進而無法發揮功能。

脊髓屬於中樞神經的系統之一，向上連結腦部，向下連結包括運動神經、感覺神經等周邊神經系統。中樞神經系統的細胞依靠複雜的聯繫來處理傳遞信息。脊髓的主要功能是傳送腦與外周之間的神經信息。

當腳底被尖物刺傷到、手掌被熱水燙到，身體都會有不由自主的反射動作，以避免受到更大的傷害，這都要歸功於全身幾萬條神經的脊髓發生作用。

脊髓對人體的作用主要有以下四大功能：

1. 感覺功能：脊髓的感覺神經纖維末梢，可以接收來自周遭環境的刺激，進而把它轉換成如冷、熱、痛等肢體的感覺訊息。如果脊髓受損，肢體的感覺訊息就無法經由脊髓向上傳遞到腦部，因而會發生感覺喪失、麻痺的現象。

2.反射作用：當脊髓的感覺神經末梢接收到對人體構成威脅的刺激時，脊髓會直接尋著最短的路線，命令、控制肌肉等運動系統，這是一種對刺激最直接且立即的反應。如果反射動作沒了，肌肉無法針對周遭環境的刺激而做出立即的應變，就有可能遭受到更大的傷害。

3.運動功能：大腦發出運動命令之後，指令會沿著脊髓傳達至身體如手腳肌肉等運動系統。當脊髓無法發揮功能，運動訊息就無法傳遞到運動系統，就會發生癱瘓等狀況。

4.自主作用：身體有部分的器官與功能是在無意識的情況下進行，比方內臟的調節即不受意志所控制，脊髓則掌管這些器官與功能的運作，協調消化、體溫、血壓等方面。當然，如果脊髓功能不彰，內臟的功能即可能失調。

脊髓的構面跟腦部組織雷同，甚至更為縝密。試想看看，頭的大小約有

一、二十公分，脊髓管路卻只有一、二公分，腦內這麼大容量的內容物，把它縮到能通過一、二公分大小的脊髓管路，這麼高的濃縮比例，讓脊髓即使是只有零點一公分發生問題，影響也會很大。

每一個小小區域的脊髓都掌管很多功能，一旦小地方受到傷害，牽涉的範圍及影響是既大又廣。脊髓損傷通常是導致全身或是半身癱瘓的最主要原因。而造成脊髓損傷的原因，可以分為外傷性的脊髓損傷和非外傷性的脊髓損傷。就台灣地區而言，外傷性脊髓損傷的原因以車禍居多，大約佔一半左右的病例，其次為高處跌落、重物壓傷、運動傷害等。至於非外傷性脊髓損傷的原因，則以神經腫瘤、血管瘤、血管畸形、細菌感染引起的併發症居多。因為腫瘤、癌症或發炎引起的腫脹，會壓迫到脊髓神經，讓它漸漸失去功能。

目前醫學上仍然沒有任何好的治療方式可以修補損傷的脊髓，所以預防工作格外重要，而預防脊髓損傷最好的方式，就是避免保護脊髓的硬結構——脊椎骨受到傷害。只要脊椎骨是健康的，就能避免脊髓受到擠壓，也能杜絕絕大多數的外傷性脊髓損傷。

5 要如何分辨肌肉拉傷和椎間盤突出？

阿麗是個平凡的上班族，平時除了上下班之外，就是上上健身房、練練身子。前一陣子腰痠痛得厲害，阿麗想應該是運動時不小心把肌肉拉傷了，她適時的減輕了運動量，並搭配不時的熱敷，心想應該過一陣子就會好轉。沒想到，時間過得越久，痠疼的程度越嚴重。一經檢查，才發現阿麗根本不是肌肉拉傷，而是椎間盤突出。

像阿麗這樣一痛就以為是肌肉拉傷的人不在少數。其實，肌肉拉傷、椎間盤突出都會痠痛，但痠痛的方式並不一樣，處理的方法也不盡相同，要小心辨別加以區分，才不致延誤就醫。

相信大家都一定有這樣的經驗，這裡疼、那裡痛，卻不清楚真正的原因在那裡，只能自己胡亂推敲。尤其是肌肉痠疼與椎間盤突出，更是常常讓人丈二金剛摸不著頭緒。

肌肉痠痛有急性痠痛與慢性痠痛兩種。急性痠痛多半發生在運動時或剛運動完時發生，主要是因為肌肉用力時形成血流的中斷，在缺血的情況下代謝無法清除，堆積在肌肉中，進而刺激痛覺。慢性痠痛則多半發生在運動過後的二十四到四十八小時之間，主要和肌肉過度收縮有關。

至於椎間盤突出在前幾個章節有提到，椎間盤是脊椎骨與脊椎骨間的軟骨組織，當這軟骨組織變形、移位或破裂，進而壓迫到附近的脊髓與脊神經，就會產生疼痛。

肌肉痠痛與椎間盤突出產生的痠痛有可能發生在相近的地方，部位雖然可能在同一個地方，但痠疼法大有不同。

肌肉韌帶的疼痛是局部地方的發炎。肌肉韌帶的感覺是由肌肉神經所控制，肌肉神經會接收周遭環境的刺激，並將這感覺傳送到腦部，我們人體才會產生知覺，對疼痛冷熱產生感覺。

而椎間盤突出屬於神經痛，主要是由於椎間盤的軟骨組織溢出原本的位置、壓迫到神經，進而產生疼痛感。這種疼痛感，通常會從原發部位，也就是壓到的神經部位，呈放射狀的蔓延開來。

由上述可知，肌肉韌帶單點式的疼痛是比較局部的、單點式的；而椎間盤突出所引起的疼痛感不只原發部位會痛，疼痛感通常會遍及整條神經的，從原發部位呈放射狀蔓延開來，整個周邊都會疼痛。

除了疼痛的部位不一樣之外，要判別還有另外一個辦法，那就是疼痛的方式也不相同。肌肉韌帶的疼痛感會與你的姿勢或者動作有關，不動不痛，但是一轉身或一伸展牽扯到發炎的地方就會很痛。但是椎間盤突出的疼痛則是不管你採取什麼姿勢或動作，疼痛感一直存在著。當你打個噴涕、提個重物，椎間盤軟骨又被擠壓的更厲害，疼痛感也會隨之變嚴重。

如果是單純的肌肉韌帶痠痛，除了適當的休息之外，在剛開始時可以先施以冰敷處理，讓患部消腫；過了二、三天之後就可以採取熱敷。此外，適當的按摩可以有效緩解疼痛感，不過要記得輕輕地即可，不要過於用力。

如果是椎間盤突出所引起的疼痛感，用上述方式都不足以真正解決問題，因為椎間盤軟骨組織壓到神經就是壓到了，不管是冰敷、熱敷或按摩，問題一直存在在那。所以還是建議若椎間盤突出而疼痛得厲害，最好的處理方式還是用手術取出壓到神經的軟骨組織，除了徹底解決疼痛感之外，還能避免神經受到傷害，引起其他後遺症。

下次身體上若有痠痛感，就從疼痛的位置和疼痛的方式先行自我判別吧！大多數的肌肉痠痛會恢復，但也要小心處理不可輕忽。如果是椎間盤突出的問題，就別自我處理了，應盡早就醫才是根本的解決之道。

表6-5 椎間盤突出和肌肉痠痛的比較

	椎間盤突出	肌肉痠痛
成因	椎間盤是脊椎骨與脊椎骨間的軟骨組織，當這軟骨組織變形、移位或破裂，進而壓迫到附近的脊髓與脊神經，就會產生疼痛。	急性痠痛主要是因為肌肉過度用力時形成血流的中斷，在缺血的情況下代謝無法清除，堆積在肌肉中，進而刺激痛覺。 慢性痠痛則是在強力運動過後的二十四到四十八小時之間，肌肉過度收縮導致。
痛感	先是原發部位疼痛，之後痛感會蔓延開來，即使不動也會痛。	局部、單點式的疼痛，但隨著動作拉扯會更痛。
處理方式	建議求醫，如嚴重到軟骨壓迫神經，則得手術取出。	先冰敷後熱敷，可以適當的按摩。

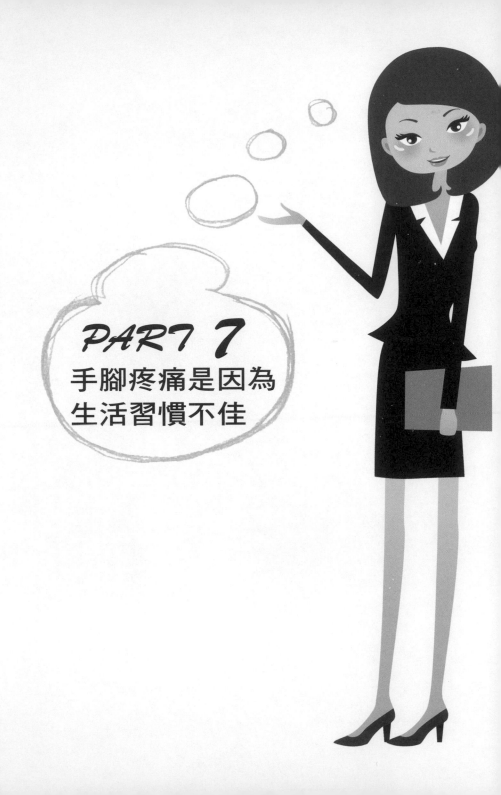

PART 7
手腳疼痛是因為生活習慣不佳

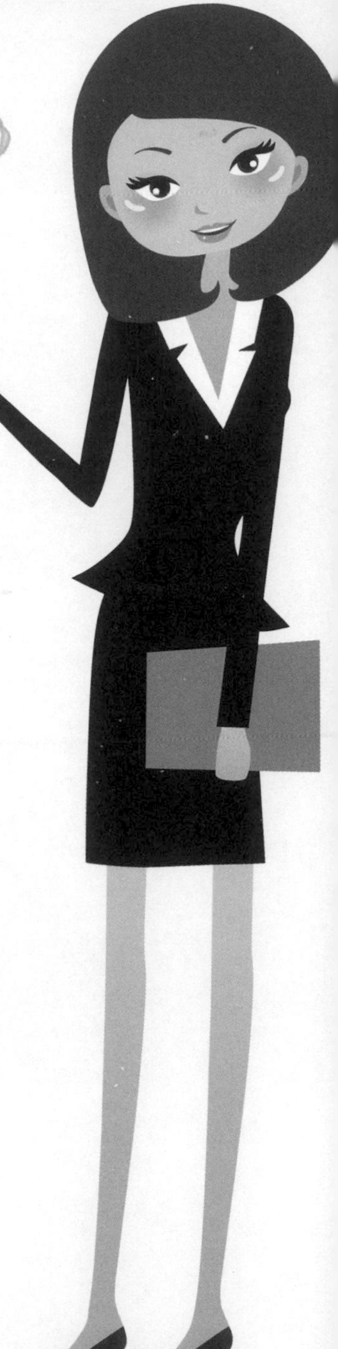

1 提重物會有哪些後遺症？如果一定要提／扛重物時應該怎麼辦？

美春剛過四十五歲生日不久，就開始覺得肩膀卡卡的，只要雙手稍微舉高一點，肩膀就痠疼得不得了。診斷之後，我告訴她這是「五十肩」。沒想到美春相當不服氣，直嚷嚷她離五十歲還有好幾年，怎麼可能得「五十肩」。

其實，「五十肩」泛指因為外傷、過度勞累所引起的肩關節發炎症狀，好發於四十五歲到六十歲之間，不過如果常常用肩過度，平日又不加以保健，任何年紀都有可能得「五十肩」。

什麼是「五十肩」？它是一種常見的骨關節疾病，正式學名叫「沾黏性關節囊炎」，因為肩膀一動就很痛，到後來都不太敢動，彷彿被冰凍起來一樣，因而有「冰凍肩」的別稱。

五十肩是很多婆婆媽媽共有的毛病，典型的症狀是肩膀做向外、向前、向後彎曲或旋轉動作時，會痠痛得令人難耐。肩不能扛、手不能抬，是這個疾病的最佳寫照。五十肩並非五十歲的人所專屬的疾病，它好發於四十至六十歲的中年人，即使是年輕人也會發生。只因為根據統計，大約在五十歲左右，人的肩關節周圍組織會開始退化，相對的也比較容易引發肩部疼痛等症狀，所以才會有這樣的稱號。

五十肩的成因主要為肩部肌肉韌帶不當使用，或是過度使用所造成的發炎現象，最常發生在長期操勞家務的主婦，或是像工廠作業員這類肩部長期維持同一姿勢的工作者身上。人體的肩膀與上臂之間結合的關節很淺，靠很多的肌肉拉扯，這部位的肌肉、韌帶如果長期不當使用，如年輕時抱小孩、提菜藍、擦地板，就很容易埋下日後年老時肩膀受傷的因子。

像提菜籃買菜這樣不起眼的動作也暗藏危機，如果習慣一次買很多東

表7-1 五十肩的三個時期

	症狀	活動能力
初期	肩部單點疼痛。	活動自如。
中期	關節沾黏，疼痛加劇。	抬起手更痛，動作不順暢，活動受限。
惡化期	疼痛蔓延至手臂。	梳頭、穿衣都有困難。

西，菜籃動不動就超過七、八公斤重，每次逛菜市場時間動輒一、二個小時，久而久之，小小的菜籃就可能壓垮媽媽的肩膀。上班族伏首工作看似沒做什麼粗活，不過長時間固定同一個姿勢，肌肉韌帶長期緊繃也會引起發炎。有些阿公、阿嬤仗著身體還健朗幫忙照顧孫子，卻疏忽帶孫子也可能是造成五十肩的原因之一。另外，還有一部分的五十肩是因為肩膀開過刀，開刀切口產生沾黏所引起的。

五十肩的演進一般可分為三個時期，初期雖然肩部疼痛，但仍能活動自如；接下來會因為關節產生沾黏，肩膀動作變得卡卡的，行動也開始受限。如果都不處理，任由情況惡化，有可能最後連梳個頭、穿個衣服都會覺得很困難。

五十肩治療依不同時期有不同方法，包括藥物治療、關節內注射、物理治療、關節鏡手術等等。不過，最重要的還是要盡量活動，不管是肩胛骨活動、鐘擺運動、拉棒運動，都能讓肩部關節有適當的伸展。千萬不能因為疼痛而不敢活動，這樣很

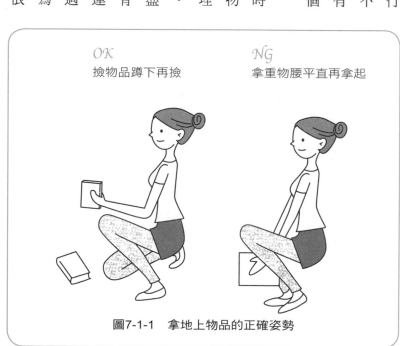

OK
撿物品蹲下再撿
NG
拿重物腰平直再拿起

圖7-1-1　拿地上物品的正確姿勢

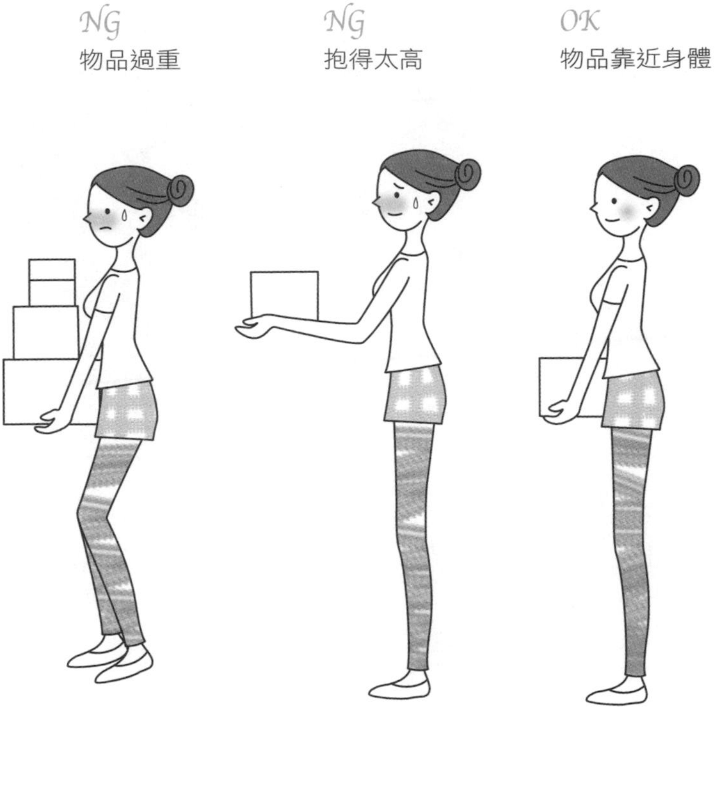
NG
物品過重
NG
抱得太高
OK
物品靠近身體

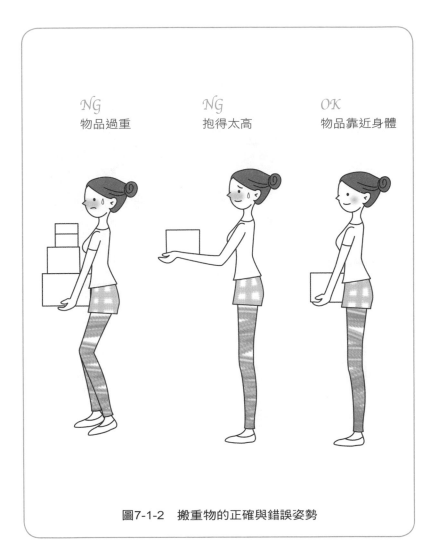

圖7-1-2　搬重物的正確與錯誤姿勢

容易造成肌肉萎縮、筋膜沾黏，反而讓疼痛的情況越演越烈。

要預防五十肩的發生，最重要還是避免肩部受傷，所以平常就得保持正確姿勢。不要持續性的過度使用，更要避免不當運動造成肌肉拉傷。不管需要拿重物或抱小孩，記得要靠近身體，等抱到東西再站起來比較安全。拿重物時身體越伸展越容易受傷，距離越近越安全。另外，平日要多活動肩部，保持肩部的靈活度，在冷氣房內也要注意肩部的保暖。

如果肩膀痠痛的情況持續，而且已經嚴重到影響肩部的活動，不管你芳齡多少都要提高警覺，因為俗稱五十肩的「沾黏性關節囊炎」，可不是五十歲的人才會得的喔！

復健科醫師小叮嚀：

常常腰痠背痛的人勞動時要特別注意，遇到搬重物時，要先蹲下來，讓身體靠近重物，再慢慢把重物搬起。千萬不要站著彎下腰來搬東西，很容易一不小心就閃到腰。在拿重物前，也可以先使用束腰，加強腰部的支撐力。

另外，像是穿鞋、綁鞋帶等動作，也都建議坐下來。站著穿很容易讓腰部受傷。

2 媽媽手的成因？媽媽一定得抱小孩的話，要如何抱才正確？

小彤是位新手媽媽，打從寶寶三個月以後，小彤右手靠近大拇指的地方就隱隱作痛。隨著孩子越來越頭好壯壯，症狀也從單純的隱隱作痛變成明顯腫脹，只要稍微一使力就痛得厲害。現在只要張手抱寶寶，拇指與腕部一承受到重量，疼痛更是加劇到痛徹心扉。

這就是大家俗稱的媽媽手！因為大量使用手部，又不斷的重複相同的姿勢或動作，常見於剛生產完、常抱寶寶的媽媽，故才有「媽媽手」之稱。

手部常見的痠痛問題有網球肘、媽媽手以及腕隧道症候群，網球肘指手肘部位，手臂外側骨膜及肌腱發炎而產生的疼痛。

腕隧道症候群指的是手腕部位的疼痛。之所以叫腕隧道症候群是因為手腕韌帶像個圓圈一樣，神經從中穿過，控制手的感覺與活動，當韌帶過度使用、過度肥厚之後，壓迫到神經，造成手麻、無力，有時甚至會麻到東西都拿不起來。

至於媽媽手，大約在大拇指外側接近手腕的地方，外展拇指長肌與伸拇指短肌過度摩擦所造成的發炎、腫脹。

簡單來說，上述媽媽手、網球肘、腕隧道症候群，產生的原因都是附著在手腕附近的肌肉、韌帶過度使用所造成的。當姿勢不正確、施力過大，外加經常性重複動作，局部的腫脹、疼痛就會產生。長時間的打電腦、提重物，都可能是引發的原因。

其中，又以媽媽手最為常見。媽媽手屬於累積性的傷害病變。如果只是一次性的、偶爾的姿勢不正確或施力過大，只要適當的修養生息，身體是會自動修復的，疼痛感也會消除。但如果一而再、再而三的重複動作，就會造成傷害。通常，剛開始只會有微微的腫脹、緊繃，疼痛的感覺多半只會出現在拇指用力時。如果輕忽不去理會，沒有改變姿勢或是讓手腕有充分的休息，疼痛感就會越來越明顯。接下來大拇指可能開始使不上力，或者是一使力就疼痛難耐，連再簡單不過的擰毛巾、寫字等動作，只要牽涉到大拇指的運作都會顯得困難重重。有時這樣的疼痛感還會延伸至前臂。如果嚴重到引起急性發炎，甚至連手腕不動也會疼痛。

很多新手媽媽都有媽媽手的困擾。因為我們很容易在抱小孩時，把受力的軸心放在手腕上，造成手腕肌肉與韌帶的過度使用。事實上，媽媽手不是新手媽媽的專利，只要是長期且大量運用到大拇指工作的人，都會有相關的症狀，最常見的是從事像洗碗、打掃等清潔家務工作者、美容美髮從業人員、老師、打字員或收銀員等，都是媽媽手的高危險群。

而改善它最好的方法就是讓手休息。不過日常生活中很多動作都會不經意動到大拇指與手腕部，要完全休息談何容易，只能藉由護具將拇指及手腕關節固定，藉由活動量減少，以減緩症狀。

另外，在急性期可以先冰敷、後用熱敷來減輕疼痛感。如果熱敷、冰敷都沒有效果，疼痛持續且嚴重影響到生活，可服用消炎藥物，或是注射類固醇以紓解疼痛感。但這些都是救急的作法，平日還是要多做點強化局部肌肉的運動，這也是很多運動員為什麼在受傷後，還是要持續地運動復健。少數治療效果不佳的病例，可以考慮接受手術，可快速有效改善。

媽媽手若能在症狀初期就發現，治療方法最簡單、效果

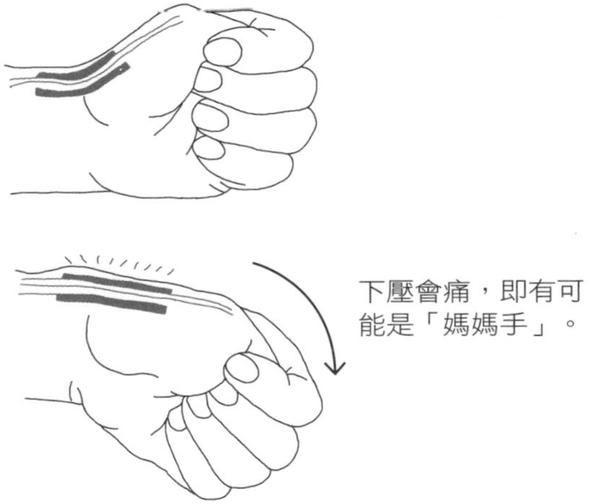

圖7-2　媽媽手測試法

也最好，所以患者一定要提高警覺。

那麼要怎麼判別自己是不是有媽媽手呢？我提供個簡單自我判別的方法供大家參考。我們可以用四隻手指把大拇指握住，並且把大拇指往小指頭方向壓，如果這時候大拇指的根部地方出現疼痛感，那麼不管你是不是媽媽，都有可能是媽媽手的患者，切記適時的休息，不要再度使用手腕及大拇指了，如果疼痛感久久解除不了，那也建議盡量早就醫、盡早治療，以免後患無窮！

3 痛風吃藥可以痊癒嗎？

雅婷的先生不過四十歲，痛風就發作了好幾次，之前去看醫生都說這病無法根治。看到先生痛不欲生的樣子，雅婷非常心疼只好到處尋求偏方，吃了一堆保健食品也不見效果。最後，夫妻倆很無助的來問我：「醫師，這病是不是真的沒得醫？」

的確，痛風是一種很難根治的病，不過有痛風的人也不必因此喪氣。只要適當的飲食控制，不讓尿酸攝取過量，再輔以持續的治療，還是可以與痛風和平相處，不讓它再度復發。

痛風是關節炎的一種，因為身體內的「普林」代謝異常，或是腎臟排除尿酸的功能出現障礙，導致血液中尿酸過高，尿酸鹽結晶開始沉澱在各器官。當尿酸鹽結晶沉積在關節，便會引起關節部位的發炎與疼痛。

痛風之所以叫痛風，有好幾個原因。首要原因是因為這種疼痛會像風一樣在全身的關節跑來跑去的。剛開始發作時症狀多出現在腳部的關節，尤其是腳趾佔了百分之七十。長期痛風不治療，有可能會發生在各處關節、脊椎皮下組織甚至內臟器官，如腎臟會產生痛風石結晶或尿酸結石。

其次是它非常疼痛，即使風稍微吹過患部，都會痛到讓人叫苦連天。有人曾形容痛風的痛比老虎鉗夾到還要痛，甚至讓人無法走路、無法穿鞋。另外，急性發作後，會在二十四小時內達到最高峰，來去像一陣風一樣快速。

痛風俗稱帝王病，因為疾病成因和大吃大喝脫不了關係、尤其是和啤酒、肉類、海產的攝取息息相關。近十年來，由於經濟進步、生活富裕，罹患痛風的人越來越多，不過患者絕大多數是男性，男女比例約為九十四比六。男性罹病的高峰期在三十歲到四十九歲，而且有逐漸年輕化的趨勢；女性則因為雌激素對尿酸的形成有抑制作用，所以五十歲以前很少罹患，在更年期後發生的比率才會慢慢提高。

痛風痛起來要人命，但這還不只是一種關節會疼痛的疾病而已。它是一種警訊，透露人體對尿酸的新陳代謝出現問題。人體內過多的尿酸正一步步地沉積到身體各個部位。如果內臟器官受到尿酸結晶的沉積而受到傷害，那就不只是皮肉痛而已，還會影響到器官的正常生理運作，大家不得不小心！

很多痛風的病人只要在疼痛發作時才會就醫，一旦疼痛感過了就忘了繼續治療，忽略雖疼痛減輕但尿酸還是過高的事實。大意的結果很容易造成腎臟的傷害，甚至引發腎結石、尿路結石，造成劇烈腰痛。因此罹患痛風，早期且持續的治療是最正確的觀念。雖然不能根

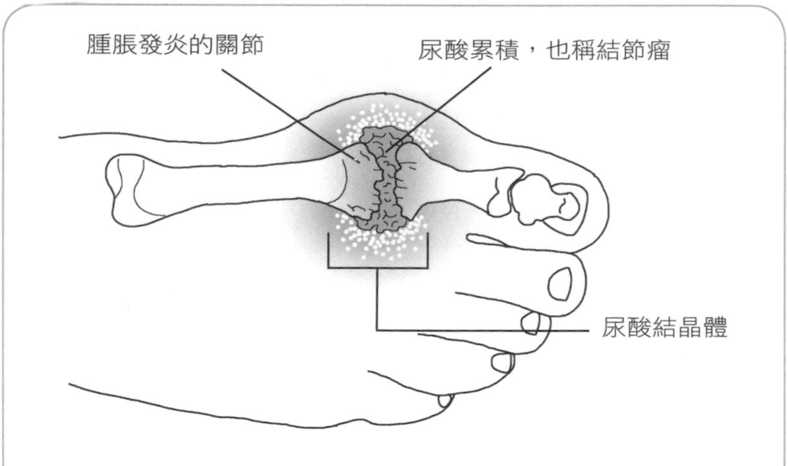

圖7-3　痛風的成因

治，但卻可以防止復發。

痛風跟飲食習慣有關，因此不論是預防痛風或預防痛風復發，飲食控制都很重要。平日要養成多喝水的習慣，避免暴飲暴食，香菇、啤酒、內臟、有殼海鮮等食物不要過度攝取。尤其是以香菇、有殼海鮮烹調而成的濃湯，含有高濃度的普林，更是不能多喝。另外，還要避免過度勞累與肥胖，最好能定期檢查血液中的尿酸值，隨時提高警覺，才能杜絕痛風找上門。

4 退化性關節炎的成因為何？要如何預防？

四十歲不到的愛眉年輕時膝蓋曾經受過傷，最近以前受傷的膝關節又開始隱隱疼痛，但她聽說適度運動有益關節健康，爬山更能增加肌肉力量與關節靈活度，因此每逢休假她就往山上跑。爬山爬了幾個月後，不但症狀沒有比較好反而更嚴重，膝關節痛到讓她舉步惟艱！

適度運動有益處當然沒錯，不過像愛眉是典型的退化性關節炎患者，應該讓受損的膝關節充分休息，還要慎選運動。尤其是爬山這類會造成關節不斷碰撞磨損的運動，更是能免則免。

在手、腳的關節與關節之間，有一個軟骨組織，是包著關節液的海綿體，主要作用是當做骨頭和骨頭間的緩衝物以減少摩擦。不像脊椎骨有很多的肌肉群，來支撐身體的重量、協助關節的活動，手、腳關節部位的肌肉群以四頭肌為主，因此需要借重關節間的軟骨組織，來做為活動力與重量的支撐。

關節軟骨會隨著身體的活動，不斷地遭受骨頭與骨頭的撞擊，過度使用或老化，都會產生局部發炎現象，進而讓軟骨的厚度變薄、表面變粗糙不平，甚至關節腔也會跟著變狹窄。

少了足夠的空間和軟骨組織做緩衝，身體一活動，關節與關節就容易發生碰觸、摩擦，以至於產生疼痛及僵硬的症狀，我們稱做為「骨關節炎」，也稱做「退化性關節炎」。

退化性關節炎，多發生在年紀大的長者身上，就像機器用久會折舊一樣，人體也會因為年紀越來越大，而開始有「零件」折損，關節就是最常見的一環。我們常常可以看到一些上了年紀的長者，因為膝關節軟骨老化、退化，只要稍微爬一下樓梯，就會覺得疼痛莫名。這都是因為膝關節軟骨發炎、甚至壞死，所以只要膝蓋稍微一受力，就有可能痛到走不動。

除了自然老化之外，車禍等外力撞擊，或是運動傷害，也是退化性關節炎形成的原因之一。美國NBA球星拓荒者隊的Roy，就是運動傷害造成退化性關節炎的典型案例。他年紀輕輕、不過二十來歲而已，卻因為長年的職業球員生活，經年累月不斷彈跳、撞擊的結果，使得膝關節軟骨受到嚴重傷害，只要一走路就會疼痛不

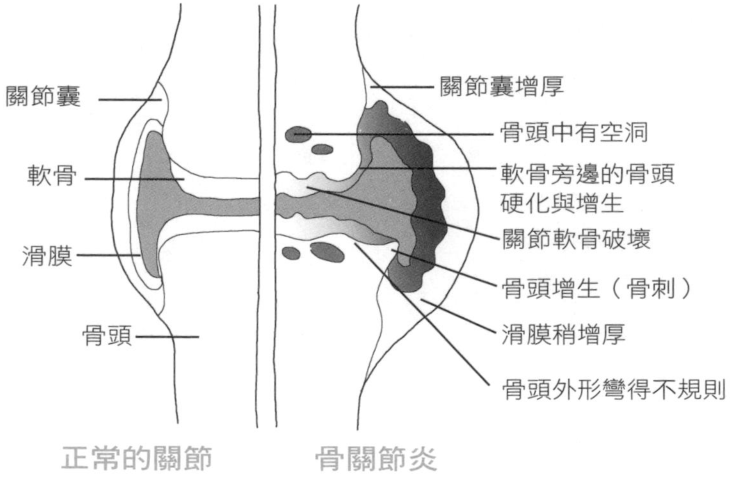

圖7-4　正常關節與關節發炎對照圖

堪，更遑論在球場飛馳、跳躍了，因此不得不在最盛年的時候，宣告退休、退出NBA。

大致上來說，關節疼痛有急性、慢性兩種。通常、關節發炎不是一朝一夕造成的，它所引起的長期不適感屬於慢性的病症。但如果是因為一時的劇烈運動或動作，而使發炎情況變嚴重，疼痛感瞬間加劇，則屬於急性的疼痛。

一般而言，如果關節軟骨退化的情況還屬輕微，只要休息一陣子，發炎現象就會減緩，發炎現象一減緩，疼痛感也會緩解。如果軟骨組織已經受到傷害，甚至變薄或磨損，即使再多的休息也於事無補、無法恢復原狀。只能靠著施打玻尿酸增加關節腔的空間，或直接動手術、更換人工關節，減少骨頭的摩擦。

因為有退化性關節炎困擾的患者實在太多了，因此市面上也推出很多骨關節的保健食品。嚴格來說，這些保健食品效果都是過度吹捧，效果如何多半不得而知，千萬別拿來當做治療的方法。即使是最富盛名的葡萄糖胺液，也不具備任何治療療效，無法改善骨關節炎的症狀，最多只能拿來當做營養補充的食品。

如果你或你的家人正受骨關節炎所苦，別再一味嘗試效果不明的偏方了，建議快快就醫才是正途，以免白花銀子，也白白受苦！

5 類風濕性關節炎是很嚴重的疾病嗎？要如何治療？

小郁手指頭關節疼痛的症狀已經持續了有一年之久，因為只有在早晨剛起床時才會疼得比較厲害，之後疼痛感就會逐漸減輕。再加上病情時好時壞，每次想去看醫生時，病情又變得沒那麼嚴重，一忙她也就忘了要就醫。直到最近看到報導知道這可能是類風濕性關節炎，才急急忙忙來就醫。

像小郁這樣掉以輕心的患者不在少數，其實雖然剛開始只是關節腫脹、疼痛，但時間久了卻有可能造成關節軟骨、硬骨被侵蝕。所幸，小郁的病程發展還在早期階段，只要經過適當的治療即可控制病情，還不致出現更嚴重的情況。

根據臨床統計，台灣每千人就有四人罹患類風濕性關節炎，其中女性患者是男性患者的三倍，以生育年齡婦女發生機率最高，亦有不少人在步入青少年時期或老年時期罹病。

類風濕性關節炎是一種原因不明的自體免疫疾病，目前只知道致病原因可能和遺傳、環境、情緒……等有關。我們身體的免疫系統，為了維持身體的正常運作，會產生抗體攻擊入侵的病毒。當身體的免疫系統出了問題，這抗體不攻擊入侵的病毒，反而攻擊、破壞起正常的關節軟骨，進而侵犯周邊關節，在軟骨、硬骨都遭到破壞的情況下，關節就會變形，失去活動能力。有時，自體免疫系統的抗體亦會侵犯關節以外的組織，如心臟、肺臟、腎臟、肝臟、脾臟、神經和淋巴等。

類風濕性關節炎屬於多發性病症，不同關節會在同時間發炎、腫脹與疼痛。剛開始受影響的關節是不對稱的，隨著病情演進逐步變為對稱。而且大部份患者會同時患上貧血。病況輕微時可能只會有倦怠感，或是局部的關節疼痛僵硬；病情嚴重時全身關節都會腫脹、疼痛，很容易造成關節損壞、變形、黏連，甚至殘障。

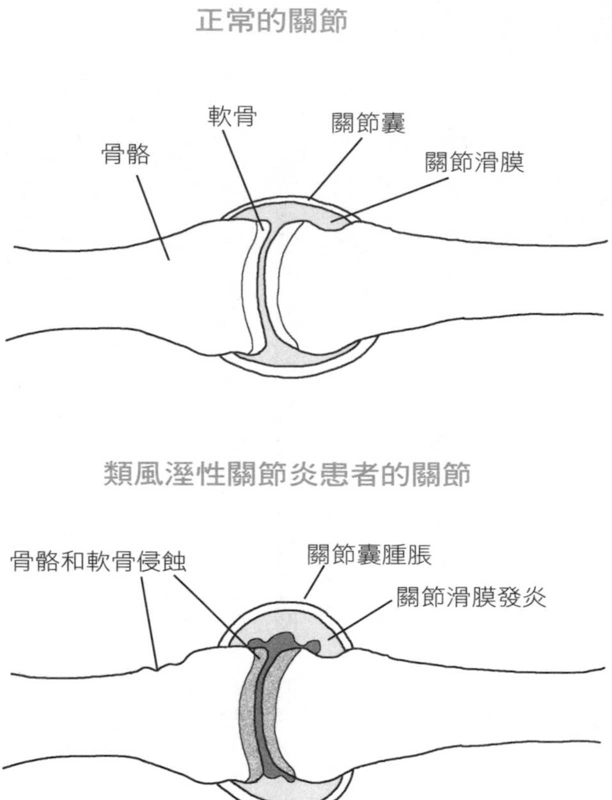

圖7-5　類風溼性關節炎的成因

雖然不會有致命的危險，但引起的疼痛可能會嚴重到使行動受阻，而關節的受損亦會導致肢體變形，產生功能障礙，進行影響外觀與生活能力，甚至受到外界異樣的眼光。

這種以關節炎病變為主的慢性全身性自體免疫系統疾病，病程不但很長，而且不易根治，症狀更是輕重不一。有些人的病程僅僅為期數月或一到兩年，不會對身體造成明顯損傷。但也有很高比例的患者情況反反覆覆、時好時壞，慢慢往壞的方向演進；亦有部分病人病情嚴重到終生為其所苦。

值得特別提醒的是，類風濕性關節的病程是不可逆的，一旦關節受到侵蝕，損害就是存在了，而且預後不佳的情況約佔六分之一，主要是因為病程的演進很容易讓人掉以輕心。通常第一次發病後多會好轉，很容易讓人以為痊癒了，但經過一段時間之後會再發病，而且一次比一次來得嚴重。

對於類風濕性關節炎的人來說，第一次發病後的兩年內是治療的黃金期，如果錯過，治療效果將比較有限，臨床上常有很多病患因為太晚就醫，導致關節嚴重扭曲變形，不但外觀不好看，生活也會受到影響。像是轉喇叭鎖，拉拉鍊這樣的小事都有可能力不從心。

所以一旦發現身體容易疲倦、虛弱，而且早上關節出現僵硬感，特別是在手指等小關節出現腫脹、疼痛等症狀就要提高警覺。早期發現、早期治療，才能降低關節損壞，避免出現失能或殘障的情形。

表7-5　痛風、退化性關節炎、類風溼性關節炎的比較

	痛風	退化性關節炎	類風溼性關節炎
成因	身體內的「普林」代謝異常，或血液中尿酸過高。尿酸鹽結晶沉積在關節，引起關節部位的發炎與疼痛。	關節軟骨過度使用或老化，產生局部發炎現象。	不明的免疫系統異常。當抗體攻擊、破壞正常的關節軟骨，進而侵犯周邊關節，關節會變形，失去活動能力。
症狀	手腳關節，尤其大拇指處劇痛。有時忽然痛又會忽然好，痛時連風吹過都會痛，因而稱痛風。	慢性持續的疼痛或急性的劇痛。尤其膝蓋受力時，會痛到走不動。	關節發炎、腫脹、疼痛。嚴重時會變形。
保健方式	少喝含有高普林的湯，例如香菇、帶殼海鮮、內臟等。	儘量避免忽然的劇烈運動，尤其是使用到關節的部分。	因原因不明，只能平時多注重營養，加強免疫能力，並在小關節開始疼痛時即趕緊就醫治療。
治療方式	藥物治療。	輕微的休息即可，嚴重時須手術治療。	藥物治療。

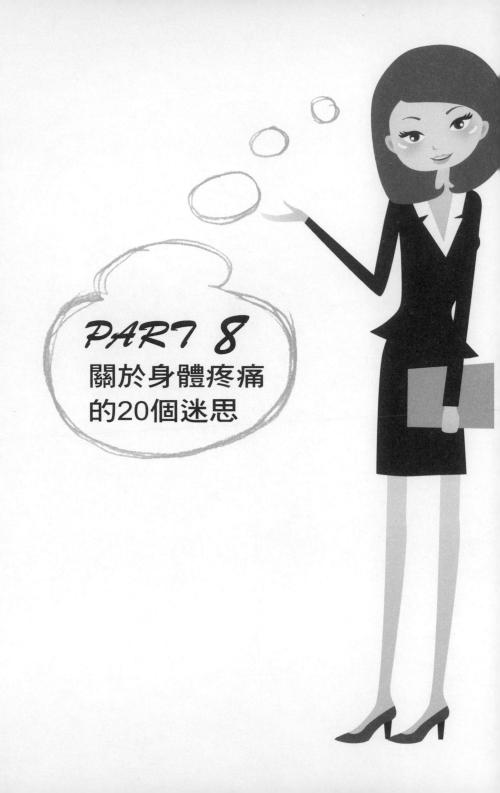

PART 8
關於身體疼痛的20個迷思

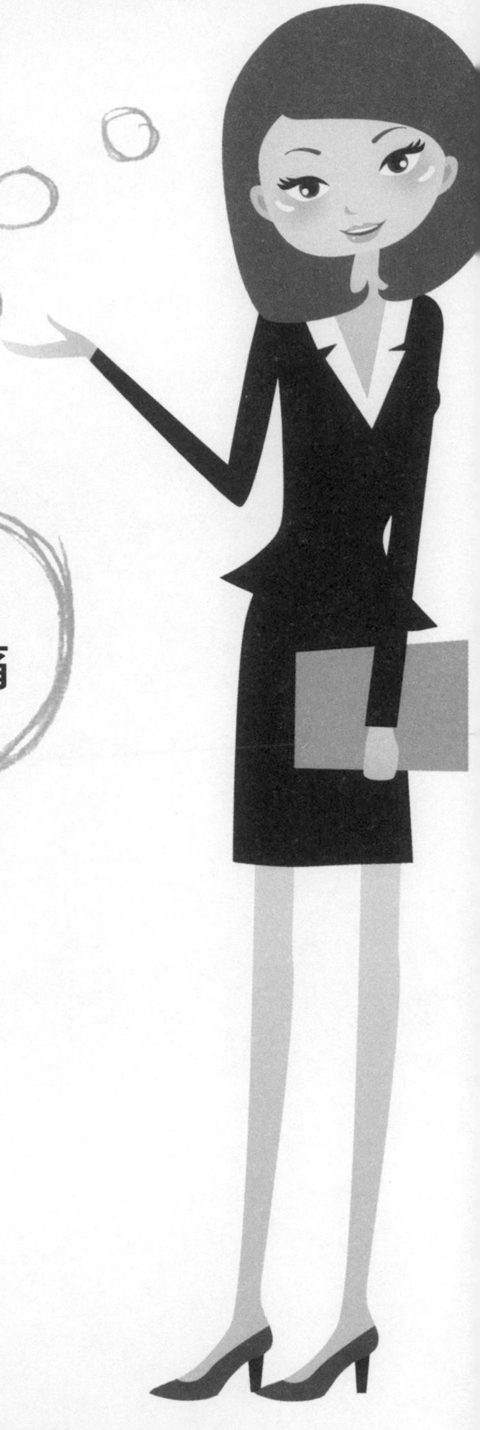

1. 人體的脊椎是S型的，所以坐椅子時放腰墊比較能避免腰痠背痛？

坐著的時候需不需要放腰墊，其實要看座椅本身的設計而定。有些座椅的形狀已經考慮人體的曲線，在靠近腰部位置做了稍微隆起的設計，以做為支撐腰部的憑藉，在這樣的情況下就不用另外放置腰墊了，放了腰墊反而更容易讓脊椎處於前傾的姿勢，更容易腰痠背痛。

相反的，如果座椅的靠背是直線設計的，在沒有任何支撐之下，腰部呈現懸空的狀態。這時，如果能在腰椎與座椅之間放上腰墊，適時地讓腰部有所憑藉，就能減輕姿勢不正確引起腰痠背痛的機會。

2. 牛奶富含豐富的鈣質與營養，所以喝越多越好？

牛奶富含人體所需的六大營養素，尤其牛奶的蛋白質、鈣質以及維生素B_2的含量都非常高。不論是對健康成人、臥病在床的病患、懷孕中的婦女、或是發育中的兒童與青少年，都是非常優質的營養補給品。

不過，牛奶的攝取量不是越多越好，過多會造成體內膽固醇過高，不但易造成肥胖，蛋白質過量也會加速鈣質的流失，反而有得不償失的反效果。所以，牛奶的攝取應該適可而止，每天建議的份量大約在三百到五百公克左右即可。

3.長高最好的辦法是打籃球？還是喝牛奶？

牛奶含豐富鈣質，而鈣質是人體成長所需；打籃球能適當拉長筋骨，增加肌腱強度，有效促進骨骼成長。喝牛奶與打籃球的確都能幫助身高的成長。

但是，想要長高最好的方法不是光喝牛奶，也不見得是只打籃球，反而是大家想都沒想過的睡眠！因為當我們處於睡眠狀態時，人體的生長板、生長賀爾蒙才會分泌，刺激身高的成長，這也是古人說「一眠大一吋」的道理。有些孩子因為功課壓力大，經常要熬夜念書，長期的睡眠不足，再加上當時的營養比較差，個子會都有偏小的情況，這時應該多補充睡眠才是最好的增高方法。

4. 腰痠背痛現象產生時，可以暫時先按摩緩解痠痛？

形成腰痠背痛的原因非常多，相對應的處置方式也有不同。如果是一般肌肉、韌帶的拉傷，適時的按摩的確具有不錯的紓緩效果，但如果是神經發炎所引發的疼痛，按摩的成效就比較有限了。

絕大多數的人無法在第一時間就清楚區分身上的痠痛到底是屬於哪一種，所以也無法判斷按摩到底是有效或沒有效。而且如果不懂生物力學、不知道正確的施力點位置，又在急性疼痛期貿然地按摩，不但可能無法緩解痠痛，還可能會造成脊椎傷害！

5. 坐月子時多休息，身體會恢復得比較快？

在懷孕的過程當中，腹肌被撐開而變得鬆垮、無力，導致背肌必須負擔起比懷孕前更大的壓力，而容易有痠痛情況產生。而台灣人有坐月子的習慣，希望能藉由一個月的修養生息，讓身體快速恢復產前的狀態。

不過，過度的休息、不運動，反而會讓已經鬆垮的腹肌肌力恢復狀況不佳。在腹肌無法承載過多壓力的狀況下，背肌一樣得承受過大的壓力，所以還是會有腰痠背痛的情況產生。

比較好的方式是在生產完之後，產婦可以依照個人能力，漸進式的做些運動，才能讓已經鬆垮、無力的腹肌慢慢的恢復。

6.小孩長不高，可以喝轉骨湯或打生長激素轉骨？

很多家長在學童發育期會用所謂的轉骨湯來刺激孩子的生長，這是中醫才有的講法，西醫並沒有類似的觀念。至於轉骨湯到底能不能有效的幫助孩子長高，則就是見仁見智的問題了，至今並沒有統一的看法！

另外，有些家長望子成龍、望女成鳳，總是希望孩子高人一等，便要求醫生施打生長因子、生長激素來刺激孩子的成長，反而是揠苗助長。生長因子、生長激素，多半用於先天性生長激素不足如侏儒症的治療上，濫用的結果可能會造成肢端肥大症或是巨人症等後遺症，不建議使用在一般人身上。

7.熱敷?冰敷?解除痠痛到底哪一種好?

冰敷、熱敷，對於解除痠痛都有一定的效果。一般來說，在疼痛產生二十四小時內的急性期，使用冰敷可以加速血管收縮、減輕發炎與紅腫，具有比較好的止痛效果。在疼痛產生的二十四小時後，可以用熱敷讓血管擴張，促進血液循環，能有效降低腫脹與疼痛。

所以，當你覺得痠痛的時候，在急性疼痛期可以先用冰敷或泡冷泉方式處理，進入慢性疼痛期再改用熱敷或泡熱水澡，每次冷敷、熱敷的時間依個人狀況，約為十到二十分鐘不等，疼痛就能得到初步的緩解。

8. 風濕顧名思義就是風入侵所造成的嗎？

就西醫的說法，沒有「風濕」這個疾病，只有類風濕性關節炎。而類風濕性關節炎是一種自體免疫系統出問題的疾病，身體組織產生的抗體，本來是用來保護身體、攻擊入侵身體的病毒或細菌的，卻因為不明原因反而回過頭來破壞、吞噬關節軟骨，關節軟骨因此產生發炎、腫脹，甚至變形的情況。

簡而言之，兩方醫學沒有「風濕」這個疾病，而類風濕性關節炎，也跟風一點關係都沒有。勉強有點關連的是，在寒冷的冬天，關節炎患者周邊組織會顯得僵硬、疼痛，因而更加不舒服。

9. 骨刺會痛嗎？需要開刀嗎？

很多人只要被醫生判定長骨刺，就宛如晴天霹靂一樣。其實，只要有骨頭就會長骨刺，也就是說幾乎人人身上都長有骨刺。

骨刺的成因跟椎間盤軟骨的老化有關。椎間盤軟骨因過度受力、磨損，促成骨頭本身產生修補，造成的鈣質沉澱、骨化，就叫做骨刺。絕大多數的骨刺長在沒有神經的椎體前緣，所以即使長了骨刺也不會痛，根本不需要開刀。

只有少數長在椎體後緣的骨刺，會促使椎間盤變窄，如果合併椎間盤軟骨突出，就會因壓迫到神經而產生疼痛、紅腫，才需要開刀把突出的椎間盤軟骨去除。

10. 調整型內衣能具束腰效果，能強化腰部的支撐力？

穿調整型內衣有利也有弊！往好的方向來說，它能協助身體維持正確的姿勢，保持優美的體態。除此之外，調整型內衣能將腰、腹的肌肉束緊，強化腰腹部位的支撐力，如此便能減少經過脊椎的力量，減輕脊椎的壓力。

另一方面，長期過度依賴調整型內衣的結果，會讓肌肉變得慵懶，力量也會因而衰退，反而更加重脊椎的壓力。所以，比較好的做法是在腰背疼痛的急性期穿戴就好，症狀一緩解就不要穿了，更不建議長時期的穿戴。

11.吃標榜補「骨」的保健品能治療骨質疏鬆嗎？

婦女停經後身體鈣質含量會以每年百分之七十的速度流失，很多銀髮族都會因為鈣質過度流失而有骨質疏鬆的問題，因此坊間推出很多標榜補「骨」的產品。

其實像這類的產品，主要成份為葡萄糖胺，屬於糖蛋白，雖能強化軟骨，但沒有補充鈣質、讓骨質堅硬等作用，而是針對關節部位的保健。如果想要改善骨質疏鬆，還不如多攝取牛奶、小魚、紫菜等產品來得實在。另外市售含有B群的產品，主要是讓營養素轉化為身體所需的能量，所以雖然標榜能消除全身痠痛，恢復疲勞，其實是因為能量轉換而提振精神，並不是針對骨質來修復。

12. 退化性關節炎是老年人專屬的疾病嗎？

聽到「退化」兩個字，多數人一定覺得八成跟年紀有關。的確，退化性關節炎多發生在年紀大的長者身上，因為手腳關節之間的軟骨組織，會隨著年紀增長，逐漸變薄、老化，甚至引起發炎、疼痛的現象。

不過，不只年紀大的人可能有退化性關節炎，很多年輕人也會有類似的情況。大多是發生在出過車禍的人或是運動員身上，強烈的外力撞擊，或是過度使用關節形成的運動傷害，都是加速退化性關節炎產生的原因。

13. 軟材質的座椅一定比硬材質的好？

我常常開玩笑地說，小學生課堂上坐的L型木椅，其實是懲罰學生用的，主要作用是避免學生打瞌睡，而能專心上課，但這樣的座椅對腰部的健康非常不利。

問題倒不是出在座椅的材質是木頭的，而是因為L型的設計讓腰部懸空，久坐之後就容易腰痠背痛。大體而言，椅子坐得舒不舒服、對脊椎健不健康，跟材質是軟是硬沒有必然關係，主要是看座椅的弧度符不符合人體工學，有沒有提供腰部適當的著力點。如果座椅的設計符合人體工學，即使是硬材質也能提供腰部支撐；如果座椅的設計無法符合腰部曲線，即使是軟材質也是枉然。

14. 脊椎打過麻醉針之後，容易造成日後腰痠背痛？

有些人常常把腰痠背痛的原因，歸咎是曾經於脊椎施打麻醉針的後遺症。為了避免日後痠痛纏身，部分產婦寧願忍受生產的極度痛楚，也不敢打無痛分娩。但老實說，在脊椎施打麻醉針而產生後遺症的機會並不高。

基本上，半身麻醉的針很細，不太容易有後遺症。即使早期使用的麻醉針比較粗，發生後遺症的比例也不高，最多就是因反覆扎針造成局部發炎反應，但有些病患確實會因為脊椎穿刺而導致頭痛症狀，但在補充體液及平躺休息後，大多能快速改善。

15. 抬頭挺胸很費力，彎腰駝背較省力？

我們從小就被教育走路要抬頭挺胸，但還是容易不自覺彎腰駝背起來。維持抬頭挺胸的姿勢看起來需要花費較大的力氣，彎腰駝背的放鬆狀態彷彿輕鬆許多，但事實則不然。

在長期彎腰駝背、肌肉廢用情況之下，背肌缺乏訓練，負重能力就會慢慢變差。相對的，身體的重量就會轉嫁到脊椎上，進而加重了脊椎的壓力。當脊椎承受過度的壓力時，久而久之椎間盤就容易出問題，而當椎間盤出問題時，周邊的肌肉群與韌帶就需要負擔較大的承載，偏偏這時肌肉群的負重能力又變差，需要靠脊椎來承擔重量，如此二方變弱的情況下，疼痛感自然容易產生。

16. 蹲式馬桶好？還是坐式馬桶好？

出門在外想上廁所時，公共廁所通常有蹲式馬桶與坐式馬桶兩種可供選擇。如果純粹就身體力學的角度來看，坐式的馬桶當然比蹲式的好。當我們使用蹲式馬桶時，背部需要承受起身體的重量，並被拉得緊緊的，很容易受傷。長期蹲，更會引起肌肉韌帶的疼痛。

如果是上了年紀的老人家，更不建議使用蹲式馬桶。老人家多半有退化性關節炎的問題，平時走動的稍微頻繁一點，膝關節就可能會疼痛，更何況是整個蹲下來的重力，當然讓膝關節更無法承受、負擔了。

17.市售紅外線照射燈宣稱可改善肩頸痠痛，是騙人的吧？

紅外線照射的原理其實就是熱敷。因為紅外線的熱能傳送比一般熱敷的滲透力更好，比較能夠把熱能傳送到皮下組織等更深層的部位，所以對於促進血管擴張以及新陳代謝有很好的效果，因此的確能解除肌肉的疲勞與僵硬，緩解紅腫與痠痛的症狀。但選購時，要記得選擇有國家認證的品牌，比較有保障。

18.床愈軟對脊椎愈好嗎？

一張柔軟的床，感覺舒服極了。但是床太硬固然不好，太軟也不見得舒適。

太硬的床缺乏緩衝和貼身機制，躺起來並不舒服。太軟的床，身體容易陷在床墊裡面，剛躺上去可能沒有太多感覺，躺太久了脊椎就會因為過於彎曲而出問題。所以一張好的床，應該要軟硬適中，最好選擇鋼圈數較多的彈簧床，才能提供軀體適當的支持。

19.喝咖啡容易得骨質疏鬆症？

常常有人這樣問我：「經常喝咖啡是不是容易讓骨質疏鬆？」我的答案是造成骨質疏鬆症最主要的原因是運動量太少、鈣質吸收不足、以及太少曬太陽所導致，跟喝咖啡沒有太直接的關聯。

在造成骨鬆的飲食評估當中，煙、酒列為危險因子，咖啡則尚未列入。

雖然咖啡因多少會造成鈣質流失，只要不過量，每天喝一杯都還不成問題。但如果不常運動、很少曬太陽、鈣質吸收少，又把咖啡當成開水、照三餐來喝，當然會提高罹患骨質疏鬆的機會。

20. 大骨湯裡具有豐富的鈣質？

不少民眾會熬大骨湯來喝，以補充鈣質的攝取。事實上因為大骨不溶於水，所以不管熬一個小時、還是五個小時，裡面的鈣質含量都少得可憐。一般來說，一百CC的大骨湯含鈣量不到五毫克，對於鈣質吸收的幫助很有限。

如果想要從大骨抽取更多的鈣質出來，在熬半小時之後，可以在湯裡加入一大匙的醋，幫助大骨溶解，再繼續熬，才能提高湯頭裡的含鈣量。

附錄1

日常生活正確與錯誤姿勢一覽表

	NG	OK
坐姿	1. 椅子太高，致雙腳前傾，造成下背酸痛。 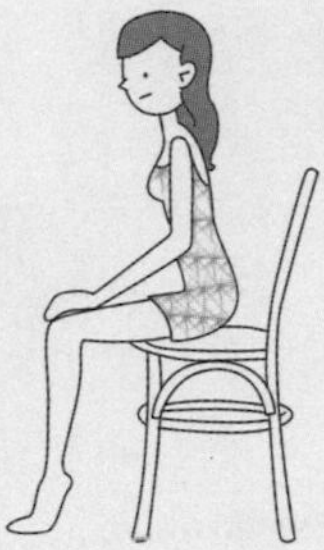 2. 背部不可斜靠在椅子上。 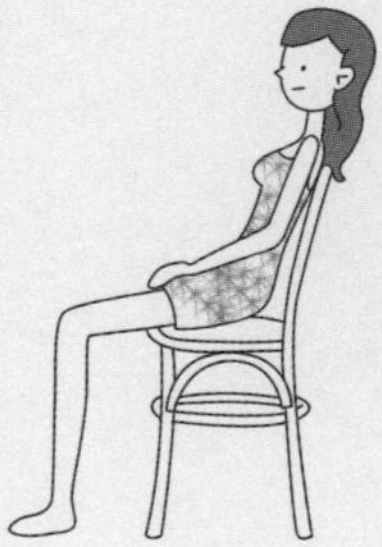	應往後往深部坐，背部平貼椅背，雙腳平放地面，椅子太高可用腳墊。 膝蓋應高於臀部，上身維持直立。 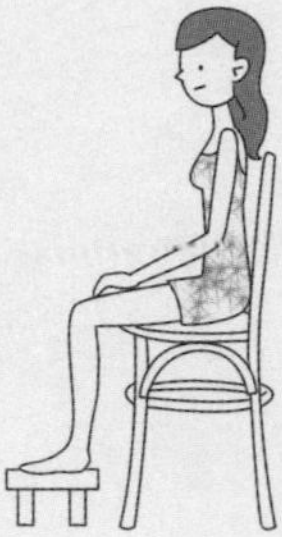

	NG	OK
站姿	1. 腰部過分伸挺。 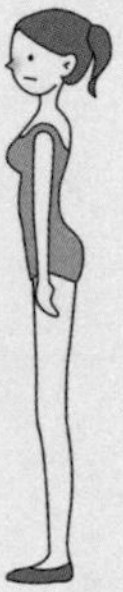 2. 彎腰駝背。 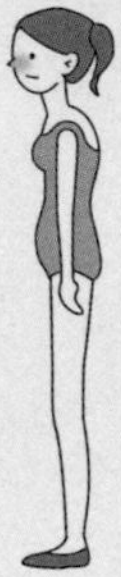 3. 穿細跟高跟鞋。 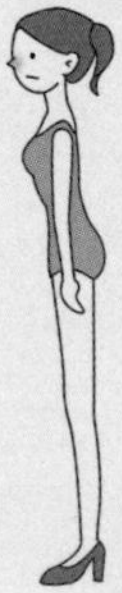	挺直背部，縮下額，伸長後頸，雙肩往後拉，挺胸縮小腹，使下背變平。以2～3公分之跟高為最理想。 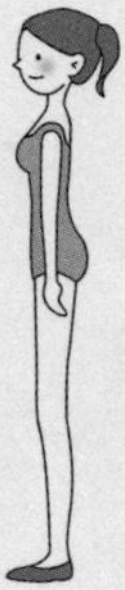

	NG	OK
睡姿	1. 平躺直睡，雙腿蹬直，背部壓力變大。 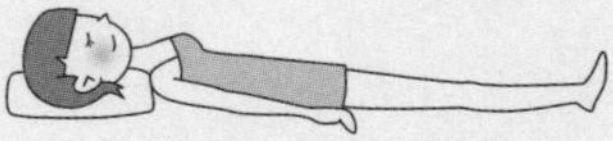 2. 俯睡加重了腰部壓力。 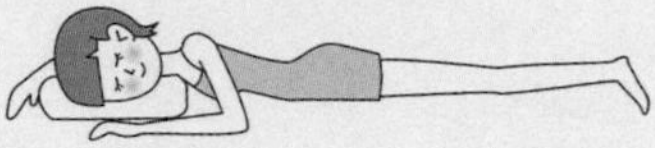	1. 放鬆平躺，膝下墊枕頭。 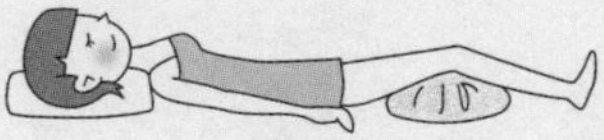 2. 側睡，膝蓋微彎是最理想姿勢。 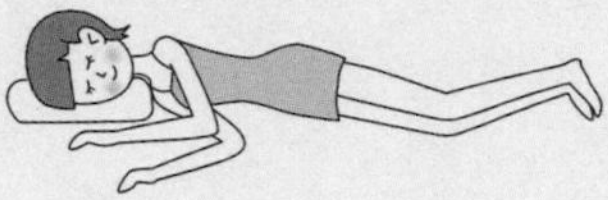
駕車	椅背距離太遠，腰往前挺，腿伸太直。 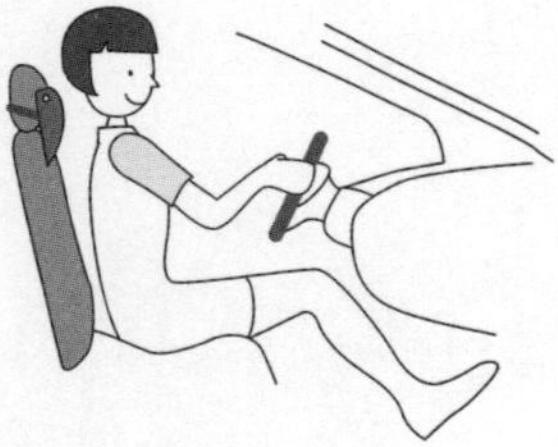	以腳長調整位子，背部輕靠，腳微彎。 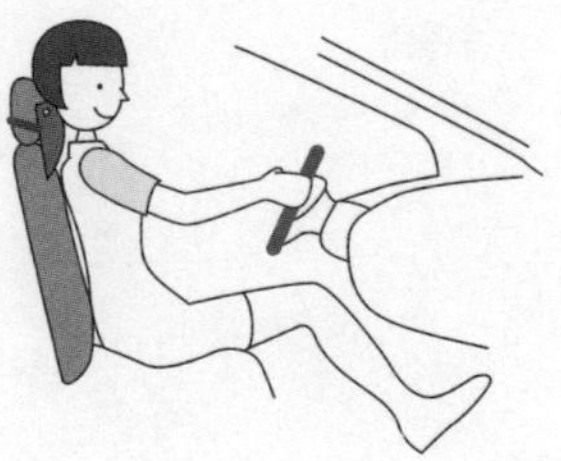

	NG	OK
抱重物	物品過重。 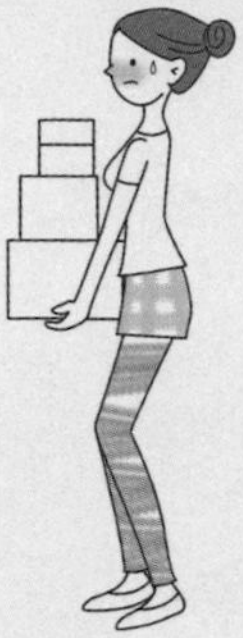 抱得太高，且太遠離重心。 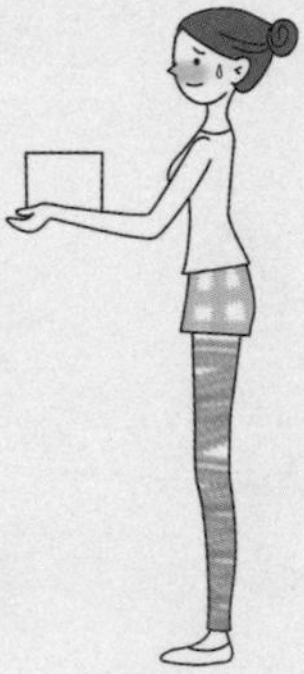	物品過重，應分次拿，且應靠近身體，才不致加重腰背壓力。 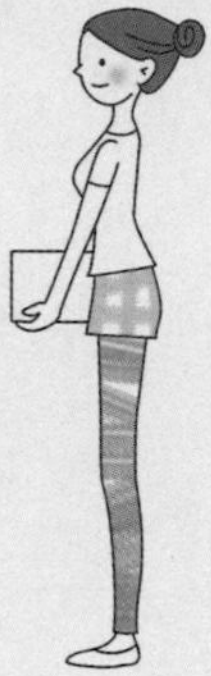

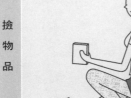

	OK	
撿物品	走到物品邊，蹲下再撿起。 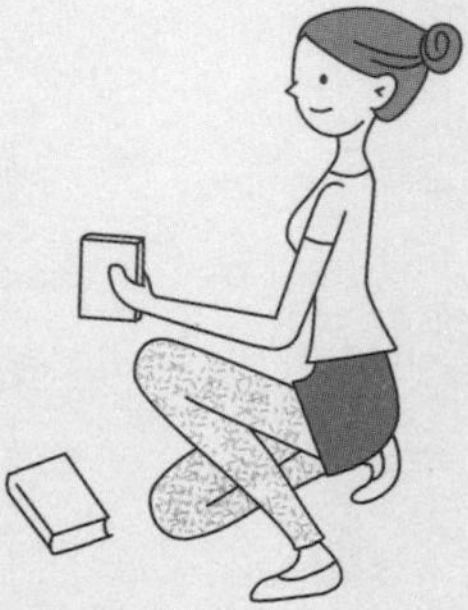	兩腿分開，腰平直再提起來，抱小孩亦是如此。 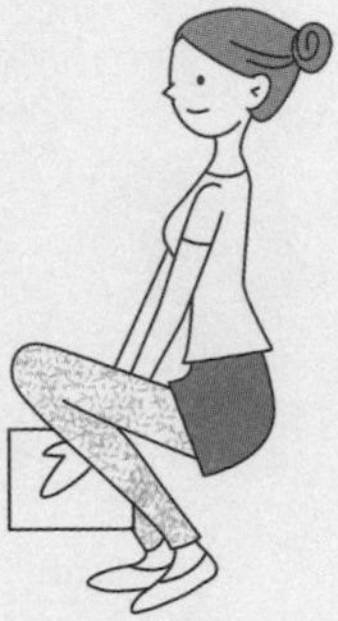
起床	1.於起床時，先行側臥於床邊，用手推動成坐姿並保持背部直立，再將腳放於地板上，然後下床。（上床則反之） 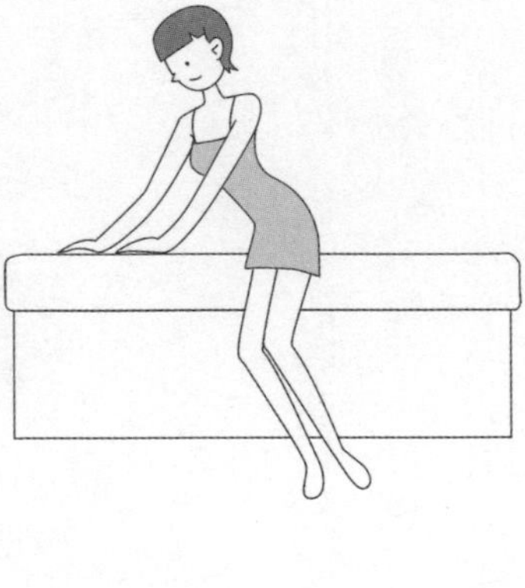	2.床墊略硬，躺下凹陷約1～2公分為佳，床墊厚4～6公分較好。必要時可於床墊下墊以3/4吋之合板，保持堅硬。 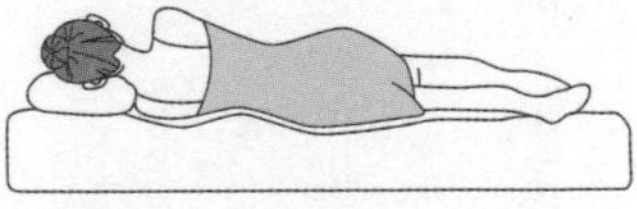 3.枕頭以6～9公分厚，且以軟而富有彈性為佳。

附錄2

飲食是全身不再痛的重要原因

二〇一〇年，在膳食指南中發布的美國農業部（USDA）和衛生與人類服務部（DHHS）的結論顯示，美國人從食物中攝取了過多的脂肪和高固體添加糖，而缺乏擁有營養密集的蔬菜、水果、全穀物和牛奶產品。這種營養不均衡，再加上相對久坐不動的美國社會性質，導致了人口肥胖和營養不良的泛熱潮。換句話說，太多的人都在電視或電腦前吃快餐漢堡和零嘴度過毫無健康可言的夜晚。

健康飲食支持你的整體身體，包括你的脊椎

均衡的飲食和積極的生活方式是維持健康體重的關鍵。一個健康的體重，又提高了避免脊椎衰弱、高血壓、心血管疾病和其他慢性疾病的重要條件。美國農業部建議，人體結合適當的鍛鍊和攝取維生素、礦物質（如鈣和

維生素D）、蛋白質和其他營養密集的食物，會促進熱量攝入和能量輸出的平衡。雖然這種平衡因人不同，標準的建議每日攝取熱量為二千至三千卡熱量之間。如果你不確定每天應該消耗多少卡路里，請諮詢醫生。

二〇一〇年的膳食指南還鼓勵大家，從不同的食物類別選擇均衡的飲食。美國農業部的最新食物金字塔建議，每日應攝取：

- 水果，蔬菜，全穀類，脫脂或低脂牛奶或其他奶製品。
- 瘦肉，家禽，魚，豆類，蛋類和堅果。這是很好的蛋白質來源。
- 降低飽和脂肪，反式脂肪，膽固醇，鈉和添加糖。

不僅均衡的飲食可以讓你感覺精力充沛，同時適當的營養也可以幫助你保持健康的體重，以避免脊椎退化性病變，如椎間盤突出，坐骨神經痛和關節炎。

五穀雜糧，少添加糖

美國農業部飲食指導方針得出結論，美國人攝取高營養食物，如粗糧、水果和蔬菜的比例遠遠低於膳食津貼（RDA）所建議的。與此同時，對於添加糖、固體脂肪、精緻穀物、鈉和飽和脂肪的攝取則遠遠超過了標準。此外，美國農業部報告說，美國人在體力活動沒有顯著增加且下降的情況下，在過去二十年中，熱量攝入，特別是「能源密集碳水化合物」卻大幅增加。因此身體適當的營養，應取決於一個平衡健康的飲食習慣和適當的日常運動。

附錄3
姿勢正確之外的日常保健

保持健康體重

- 保持鍛鍊身體：成人應進行至少六十分鐘中等強度的體力活動，以保持體重，如果我們的目標是減肥，持續時間應增加到九十分鐘。但建議於開始練習養生運動前先諮詢醫生。
- 正確的吃：你的醫生可以幫助你建立一個最適合你每天熱量的目標，但平均每天二千卡路里的飲食應包括兩杯水果和兩杯半的蔬菜，三盎司的全穀物和奶製品。此外，最好避免精緻碳水化合物，鈉和添加糖。
- 進食足夠的營養物質：維生素、礦物質，和鈣、維生素D，是與細胞發育、骨骼生長、酶的性能和其他身體機能有密切關聯。

減肥

- 保持活躍：一個固定的能量輸出（養成每日固定運動模式）能幫助人體調節新陳代謝。一個九十分鐘的每日養生的中等強度的運動，通常是醫師推薦的減肥計劃，而該計劃應與醫師進行協商後執行。
- 減少熱量的攝取：在你的飲食中少吃「空熱量」，如精緻碳水化合物，精緻穀糧和含糖飲料，往往有助於減少在人體所攝取的熱量。
- 減少某些飲食脂肪：飽和脂肪和反式脂肪酸是高熱量，會導致心臟疾病。
- 增加不飽和脂肪酸：歐米伽3脂肪酸的海鮮是理想的食物，因為這種類型的脂肪被認為是健康的，又因為魚是蛋白質的良好來源。
- 增加膳食纖維：促進消化吸收，並有助於與其他主要營養成分吸收。

營養

- 穀物：每天全麥麵包三盎司，麥片、餅乾、米飯和麵食，被視為完整穀物。

- 蔬菜：較深顏色的蔬菜是最值得推薦的，包括更多的深綠色和橙色的蔬菜，以及更多的豆類及豌豆。
- 水果：各種各樣的新鮮、冷凍、罐裝或水果乾皆可，應避免過多的果汁攝取。
- 乳製品：低脂肪或無脂肪牛奶製品；如果不能消化牛奶則使用無乳糖的產品。
- 肉類：家禽和魚類為較佳的選擇，堅果和種子也都是很好的蛋白質來源。

抗炎食品

- 鮭魚和其他冷水魚類：含有高濃度的歐米加3脂肪酸。
- 草餵養，自由放養的牛肉：含有中等歐米加3脂肪酸。
- 橄欖油：包含油酸。
- 沙拉，如生菜、菠菜、番茄：含有豐富的維生素C和抗氧化劑。

- 十字花科蔬菜，如西蘭花，花椰菜和甘藍：含有豐富的抗氧化劑和硫。
- 櫻桃和藍莓：含有抗氧化劑。
- 咖哩香料：薑黃含有一種天然的抗炎化合物。
- 生薑：含有薑黃。
- 大蒜：可能有助於調節血糖。
- 綠茶：含有抗炎化合物。

鈣和維生素D

- 牛奶，奶酪和酸奶（優酪）
- 烤豆
- 三文魚
- 西蘭花
- 杏仁
- 豌豆

・強化麥片，麵包，橙汁等

每天鈣質攝取量取決於年齡：

・〇到六個月：二百一十毫克
・七到十二個月：二百七十毫克
・一到三歲：五百毫克
・四到八歲：八百毫克
・九到十八歲：一千三百毫克
・十九到五十歲：一千毫克
・五十以上：一千二百毫克

蛋白質

・三盎司瘦肉或家禽：二十五克
・一杯牛奶或酸奶：八克
・一個穀物，堅果，蔬菜：二克

•心血管疾病：推薦的膳食指引飽和脂肪為十克以內；從瘦肉或蔬菜來源的蛋白質可以增加心血管功能。
•少年糖尿病：牛奶蛋白質與發展1型糖尿病有相關連。
•癌症：攝取過多紅肉與結腸癌有關。
•骨質疏鬆症：過多的蛋白質攝入釋放出的酸由鈣中和。

維生素和礦物質

•鈣：所需的肌肉收縮，血管擴張和收縮，分泌荷爾蒙和酶，傳輸神經系統的衝動。
•鉻：增強胰島素的作用。
•葉酸：有助於產生和維護新細胞。
•鐵：蛋白質參與氧的運輸有關的必要組成成分。
•鎂：在許多生物化反應，有助於維持正常的肌肉和神經功能和穩定的心跳。
•硒：有助於防止細胞損傷的自由基，導致心臟病和癌症。

- 維生素A：視力、骨骼的生長，繁殖和細胞分裂扮演重要作用。
- 維生素B_6：人體重要組成部分的蛋白質和紅血球細胞代謝。
- 維生素B_{12}：紅血球細胞的形成，神經功能和DNA的合成所必須。
- 維生素D：促進鈣的吸收；骨骼生長和骨重塑所須。
- 維生素E：促進免疫系統和肝功能。
- 維生素K：促進血液凝固。
- 鋅：參與酶的功能，包括傷口癒合，DNA合成和細胞分裂。

國家圖書館出版品預行編目資料

姿勢對了，90%的疼痛自然好／羅文政著．-- 初版
.-- 臺北市：春光出版：家庭傳媒城邦分公司發行,
民101.06

面；公分. --

ISBN 978-986-6572-94-4（平裝）

1.姿勢 2.運動健康

411.75 101007612

姿勢對了，90%的疼痛自然好

全身痠痛終結百科（十年暢銷紀念版）

作　　者／羅文政
企劃選書人／林潔欣
責任編輯／林潔欣、何寧
文字 協力／胡黎靚

行銷企劃／陳姿億
行銷業務經理／李振東
總 編 輯／王雪莉
發 行 人／何飛鵬
法律顧問／元禾法律事務所 王子文律師
出　　版／春光出版
台北市104中山區民生東路二段 141 號 8 樓
電話：(02) 2500-7008 傳真：(02) 2502-7676
部落格：http://stareast.pixnet.net/blog
E-mail：stareast_service@cite.com.tw
發　　行／英屬蓋曼群島商家庭傳媒股份有限公司城邦分公司
台北市中山區民生東路二段 141 號 11 樓
書虫客服服務專線：(02) 2500-7718 / (02) 2500-7719
24小時傳眞服務：(02) 2500-1990 / (02) 2500-1991
讀者服務信箱E-mail: service@readingclub.com.tw
服務時間：週一至週五上午9:30～12:00，下午13:30～17:00
劃撥帳號：19863813 戶名：書虫股份有限公司
城邦讀書花園網址：www.cite.com.tw
香港發行所／城邦（香港）出版集團有限公司
香港灣仔駱克道 193 號東超商業中心 1 樓
電話：(852) 2508-6231 傳眞：(852) 2578-9337
E-mail : hkcite@biznetvigator.com
馬新發行所／城邦（馬新）出版集團【Cite(M)Sdn. Bhd.】
41, Jalan Radin Anum, Bandar Baru Sri Petaling,
57000 Kuala Lumpur, Malaysia.
Tel: (603) 90578822 Fax:(603) 90576622
E-mail:cite@cite.com.my.

封面設計／沈佳德
內頁排版／浩瀚電腦排版股份有限公司
印　　刷／高典印刷有限公司

■ 2022 年（民111）3 月 3 日二版一刷 Printed in Taiwan

售價／350元

ISBN 978-986-6572-94-4

廣　告　回	函
北區郵政管理登記證	
台北廣字第000791號	
郵資已付，免貼郵票	

104台北市民生東路二段141號11樓

英屬蓋曼群島商家庭傳媒股份有限公司

城邦分公司

請沿虛線對折，謝謝！

遇見春光・生命從此神采飛揚

春光出版

書號：	OS2005X	書名：	姿勢對了，90%的疼痛自然好 全身痠痛終結百科（十年暢銷紀念版）

請於此處用膠水黏貼

讀者回函卡

謝您購買我們出版的書籍！請費心填寫此回函卡，我們將不定期寄上城邦集
最新的出版訊息。亦可掃描QR CODE，填寫電子版回函卡。

姓名：________________________

性別：☐男　☐女

生日：西元__________年__________月__________日

地址：____

聯絡電話：__________________　傳真：__________________

E-mail：____

職業：☐1.學生 ☐2.軍公教 ☐3.服務 ☐4.金融 ☐5.製造 ☐6.資訊
☐7.傳播 ☐8.自由業 ☐9.農漁牧 ☐10.家管 ☐11.退休
☐12.其他 ________________________________

您從何種方式得知本書消息？

☐1.書店 ☐2.網路 ☐3.報紙 ☐4.雜誌 ☐5.廣播 ☐6.電視
☐7.親友推薦 ☐8.其他 ________________________

您通常以何種方式購書？

☐1.書店 ☐2.網路 ☐3.傳真訂購 ☐4.郵局劃撥 ☐5.其他 __________

您喜歡閱讀哪些類別的書籍？

☐1.財經商業 ☐2.自然科學 ☐3.歷史 ☐4.法律 ☐5.文學
☐6.休閒旅遊 ☐7.小說 ☐8.人物傳記 ☐9.生活、勵志
☐10.其他 ________________________________

請於此處用膠水黏貼